먹어도 살이 찌지 않고 면역력이 생기는 식사법

Increasing Immunity Through
Eating Habits and Diet

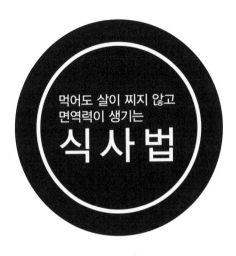

먹어도 살이 찌지 않고
면역력이 생기는

식 사 법

소화기외과 의사 **이시구로 세이지**
Seiji Ishiguro

김소영 옮김

청홍

프롤로그 Prologue

살이 찌면 컨디션도 떨어지는 이유는?

Why you might feel worse whenever you gain weight.

"어, 복근이 갈라졌는데?"

아르바이트하던 어느 병원에서 당직을 서던 날, 샤워하려고 옷을 벗었을 때였다. 거울에 비친 내 복근에 근육 실루엣이 어렴풋이 떠올라 있었다!

"이게 몇 년 만이지?"

대학에 들어간 후 공부는 뒷전이고 럭비에 푹 빠져 매일같이 근육 트레이닝을 했을 때는 복근이 있었다. 그러나 외과의가 된 후로는 운동할 시간도 없었고, 불규칙한 식생활을 20년 이상이나 해 왔다.

대학병원에서는 매일 수술, 또 수술에 긴급 호출도 밥

먹듯 했다. 어떤 시기에는 1주일 동안 집에 있는 시간이 고작 6시간이었던 적도 있었다. 그러다 보니 어느새 근육은 사라지고 배와 엉덩이에 지방이 덕지덕지 붙어 몸무게가 학생 시절보다 10㎏이나 늘어나 있었다.

아침에 눈을 뜬 순간부터 몸이 축 처져 힘이 나질 않았다. 계단을 오를 기력도 없어서 겨우 한 층 올라가는데도 엘리베이터를 탔다. 잠이 너무 부족해서 엘리베이터 안에서도 잠들기 일쑤였다. 에너지가 없어서 그런지 늘 등에 뭔가 무거운 것을 짊어지고 있는 듯한 감각으로 일했다.

"이래서는 안 되겠다."

영양 드링크가 가장 먼저 머리에 떠올랐다. 병원 안에 있는 편의점에서는 각종 영양 드링크를 판다. 순서대로 하나씩 마셔 보기로 했는데, 아무런 변화도 없었다. 다음으로는 '피로 개선 영양제'라는 단어로 인터넷 검색을 해서 괜찮아 보이는 약을 구매했다. 복용했는데도 몸에는 아무 느낌이 들지 않았다.

독자 여러분들은 믿기 어렵겠지만 온갖 방법을 다 동원해 봤다.

'이렇게 계속 바쁠 바엔 차라리 대학병원을 그만두는 게 낫지 않을까?'

마침 아내도 '이대로 근무하다 가는 과로사(過勞死)하겠다며, 그만두는 게 낫겠다' 해서 6개월 후에 대학병원을 그만두기로 했다.

한 권의 책과 만나 다시 태어난 몸

2019년 3월, 어느 추운 밤. 가족이 같이 외출하고 들어오던 길에 둘째 아들이 단골 헌책방에 가자고 했다. 평소 같으면 가지 않았을 텐데 그날은 왠지 모르게 건강 코너로 향했다. 그리고 책 한 권이 눈에 들어왔다. 제목은 《초일류 식사술(超一流食事術)》로 아이작 H. 존스라는 사람이 쓴 책이었다.

그렇게 두껍지도 않은 책이었는데, 그 자리에 서서 읽다 보니 '이게 바로 건강해 지는 방법이구나!'라는 느낌이 팍 왔다. 그리고 그 책에 쓰여 있는 대로 생활을 바꿔 봤더니 2주 만에 컨디션 변화가 생겼다. 일단 아침에 눈이 번쩍 뜨였다. 그리고 오후에 나를 괴롭히던 졸음이 사라졌다. 게다가 뾰루지도 없어졌다.

'이거 대단한데!'라며 감탄하던 찰나, 아이작 H. 존스가 강연을 연다는 정보를 발견했다. 당연히 당장 신청했다. 그 강연을 듣고 장이 건강에 얼마나 중요한지, 장의 염증이 매일 일을 할 때 어떤 영향을 미치는지, 그리고 어떻게 개선해야 하는지를 배웠다. 컨디션 난조 때문에 대학병원을 그만두고자 했었지만, 오히려 그만둘 즈음에는 몸과 마음이 모두 건강해져 병원을 직접 차리게 되었다.

내장 지방은 컨디션 난조의 시그널

몸은 유기적 집합체다.

몸의 모든 부위는 따로따로 독립해서 기능하는 부분이

하나도 없다. 호르몬, 전달물질(사이토카인, 신경전달물질) 그리고 수많은 미생물의 네트워크(마이크로바이옴)로 모두 이어져 있다.

머리가 아프다고 해서 반드시 머릿속에 원인이 있다거나 무릎이 아프다고 해서 무릎에만 문제가 있다는 것은 잘못된 생각이다. 갑상선 상태가 나쁘다고 모든 원인이 갑상선에만 있는 것은 아니라는 것이다.

병은 종종 '빙산'에 비유한다.

빙산으로 보이는 부분(병으로 인식하는 부분)은 지극히 일부일 뿐이고, 진짜 원인은 물속에 숨어 크게 자리 잡고 있다는 뜻이다.

그 진짜 원인은 바로 **만성 염증**이다.

몸속에 만성 염증이 있으면 곳곳에 이상 현상이 나타난다. 소화 흡수, 호르몬, 면역 등에 이상이 생기기도 하고 온갖 기능 부전을 일으키기도 한다. 사람에 따라서는 혈압이 오르거나 지질 대사 이상이 나타나거나 혈당치가 상승하거나 뼈가 연약해지거나 우울증에 걸리거나 암이 생기기도 한다. 또한 만성 염증이 있으면 면역 세포 기능이 저하되어 감기에 잘 걸린다.

만성 염증을 일으키는지 알아보기 위해서 반드시 혈액 검사를 해야 하는 것은 아니다.

가장 손쉽게 확인하려면 내장 지방이 많이 붙어 있는가를 보면 된다. 만약 내장 지방이 덕지덕지 붙어 있다면 당신의 몸에는 만성 염증이 있다는 뜻이다. 그리고 그 만성 염증은 살이 빠지기 어렵게 만들기 때문에 계속 찐 상태를 유지하게 된다. 만성 염증이 있으면 당신이 원래 갖고 있는 면역력도 확실히 더 저하된다.

2020년 2월부터 신종 코로나바이러스가 지구상에서 맹위를 떨치기 시작했다.

사람들은 그 전염성과 중증으로 발전할 확률(ICU 입실이나 사망) 때문에 공포감을 느꼈다. 텔레비전만 틀면 전 세계가 팬데믹에 빠진 모습이 방송되었고, 정체를 알 수 없는 바이러스가 위협했다.

면역력도 낮아지는 데다가 중증으로
발전할 위험까지

신종 코로나바이러스 감염증에 걸려 중증으로 발전하는 사람은 고혈압이나 당뇨병으로 비만인 사람들이 압도적인 비율을 차지한다. 내장 지방이 많은 사람들은 면역 기능에 이상이 발생하기 때문이다. 그래서 평생 바이러스에 대한 공포를 느끼며 살아가야 한다.

서양 여러 나라의 비만율은 증가 추세를 보이고 있다. 미국에서는 과체중이나 비만(BMI 25 이상)인 비율이 71.6%, 영국에서는 64%였다. 이들 숫자가 신종 코로나바이러스 감염증의 환자 수와 사망자 수에 영향을 주었다는 사실은 쉽게 추측할 수 있다.

그렇다면 우리는 말랐을까? 결코 그렇지는 않다. 2018년 통계에서는 20세 이상인 남성 중에서 32.2%, 여성 중에서 21.9%가 과체중이나 비만이었다. 식생활의 변화와 운동 부족, 스트레스 과다 때문에 앞으로도 이 비만율이 감소할 일은 없을 것이다.

비만은 쉽게 말해 병의 일종이라고 인식할 필요가 있다.

몸에는 자연 치유력이 존재한다. 조금 많이 먹었다 싶어도 적절한 라이프스타일로 스트레스 관리를 하면 자연스레 몸이 기능을 해서 쓸데없는 내장 지방을 쌓지 않는 것이다. 따라서 **내장 지방이 생겼다는 시점에서 건강에 어떠한 이상이 생겼다**고 생각해야 한다.

살이 빠지는 이론을 알면 컨디션도 개선된다

신종 코로나바이러스의 영향으로 건강에 대한 관심이 전보다 더 높아졌다.

이참에 다이어트를 해 볼까 하는 사람들도 많을 것이다. 그러나 무작정 당질만 제한해서 일시적으로 살을 빼는 것은 건강한 다이어트 방법이 아니다. 단순히 당질을 제한하는 것이 왜 위험할까? 그 이유를 이해할 필요가 있다.

건강한 식사법은?

면역력을 높이는 식사법은?

이 책에서는 내가 4개월 동안 14kg을 빼서 식스팩을 갖게 된 방법부터 시작하여 장내 환경을 조절하는 방법이나 면역력을 높이는 방법까지 설명하려고 한다. 이 방법으로 내 온라인 스쿨의 학생들도 모두 컨디션이 극적으로 좋아지는 경험을 했다. 이번에는 당신 차례다.

어느 좋은 날
이시구로 세이지

차례 Contents

제3장
현대인이 살을 빼기 힘든 이유는
호르몬 이상 때문

제**4**장
면역력이 향상하는 생활습관으로 다시 태어나는 몸

제5장
매일매일 장 활동 루틴으로 아름답고 건강하게 살기

● 자주 보는 재료로 면역력을 높여라

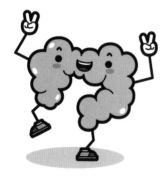

제 1 장

칼로리 줄이기?
헬스장?
'바른 식습관'이 살 빠지는
깔끔하고 확실한 방법

● Chapter1
Don't simply less? Eat right! And lose weight in a healthy way.

촉촉한 피부는 그대로!
힘들이지 않고 4개월 만에
14kg 감량 성공

2019년 봄부터 새로운 시도를 해 봤다.

아이작 H. 존스이 쓴 책에 나오는 방법을 따라 해 보려고 지금까지 사본 적도 없는 코코넛 오일과 기버터(버터 오일)를 장만했다.

나는 의사가 된 후로도 이 책에 나온 말들을 들어본 적이 없었다.

지금까지 당을 에너지원으로 쓰는 대사(슈거 버닝)를 당연하게 생각했는데, 우리 몸에 비축된 당분에는 한계가 있어서 에너지가 금방 떨어진다고 한다. 따라서 끊임없이 당분을 보급해야 한다.

그런데 지방을 에너지원으로 쓰는 대사(팻 버닝)는 우리

몸에 이미 풍부하게 쌓여 있는 지방을 쓰기 때문에 에너지가 떨어질 일이 없다.

팻 버닝으로 바꾸면 하루 종일 기운 넘치는 생활을 할 수 있다는 점이 나에게 매력으로 다가왔다.

대학병원에서 외과 의사로 일을 하다보면 아침부터 저녁까지 수술이 잡히는 일도 허다하고, 수술이 끝나면 새벽까지 병동 관리에 수술 사후 관리를 하느라 규칙적으로 식사를 챙겨 먹기가 힘들다. 식사할 시간도 없기 때문에 어쩔 수 없이 초콜릿이나 과자 같은 당질을 밥 대신 먹는 생활을 이어오고 있었다.

존스의 식사법은 간단하다. 그냥 당질을 제한하고 질 좋은 지질을 듬뿍 섭취하는 것이 전부다.

살면서 이런 식사 방법은 들어본 적도 없었다. 그러나 1년 이상이나 이어지는 만성 피로에 팽팽해진 배와 넓적다리를 보고 있자니 어떻게든 새로운 접근법이 필요했다.

아침 식사로는 코코넛 오일과 기버터를 넣은 커피만 마

셨다. 그것만 먹고도 점심까지 배가 꺼지지 않다니, 정말 신기했다.

대학병원 안에서는 갈 데가 편의점 정도밖에 없어서 점심 식사로는 땅콩이나 삶은 달걀을 먹고 수술하기 전에는 코코넛 오일이 들어간 커피를 한 잔 마셨다.

낮에 영양소를 충분히 섭취하지 못하기 때문에 밤에는 올리브 오일이 듬뿍 들어간 샐러드를 접시 한가득 담고, 식용유를 쓰지 않는 요리를 했다. 질 좋은 지질(아보카도, 그래스페드 소고기, 자연산 생선)을 충분히 섭취하고, 밥은 밥그릇에 살짝 얹어 한 그릇만 먹었다.

효과는 바로 나타났다.

당질 중심에서 지질 중심의 생활로 몸이 적응하는 데는 오래 걸리지 않았다. 2주째부터는 몸이 가벼워지고 낮 시간에 일의 능률이 확실히 올랐다.

한 달이 지나도 몸무게에는 변화가 거의 없었지만, 얼굴에선 부기가 빠지고 두피의 부스럼이나 얼굴에 난 뾰루지가 사라졌으며 배의 지방이 부드러워진 느낌이 들었다.

주말에는 가족과 함께 외식을 나가는 일도 있었기 때문

Chapter1
Don't simply less? Eat right! And lose weight in a healthy way.

• 029

에 엄격하게 식사 제한을 할 수는 없었지만, 2개월째부터는 몸무게가 서서히 줄어들기 시작했다. 한눈에 봐도 배나 엉덩이 부위에 지방의 양이 줄어들어 바지가 헐렁해졌다. 운동을 전혀 하지도 않았는데, 복근 라인이 어렴풋이 떠오르기 시작했다.

특별히 힘들여 다이어트를 하고 있다는 생각이 들지 않았음에도 자연스레 살이 빠져 88kg이었던 몸무게가 4개월 후에는 74kg까지 줄어들었고 몸도 탄탄해져 있었다.

이렇게 몸무게가 많이 빠졌는데도 내가 다이어트에 성공했다는 사실을 눈치챈 사람은 의외로 없었다.

나중에 내 학생들도 다이어트했다는 사실을 주변에서 몰라준다는 경험을 똑같이 했다는 이야기를 듣고서야 이 식사법이 '원래 그렇구나' 하고 깨달았다. 살이 빠져도 얼굴이 핼쑥해지지 않기 때문에 몸무게를 꽤 줄여야만 주변 사람들이 알아주는 듯하다. 오일을 섭취하기 때문에 피부가 촉촉하고 탱탱해서 주변 사람들은 건강하게 살을 뺐다고 느끼는 모양이다.

2

의사의 상식을 뒤집은
키토제닉 다이어트!
하루에 3,000kcal 섭취해서 5kg 감량

당질을 자제하고 질 좋은 지질 섭취했다.

그 방법으로 살을 뺀 경험이 '다이어트를 하려면 지질을 자제해야 한다'라는 개념을 완전히 뒤집어 놓았다. 그러면서 과연 그 메커니즘이 어떤 것인지 궁금해졌다.

현재 나와 있는 건강한 식사 균형의 비율은 이렇다.

탄수화물 60%

단백질 15%

지질 25%

그러나 나는 이렇게 극단적인 식사법을 택했다.

Chapter1
Don't simply less? Eat right! And lose weight in a healthy way.

• 031

탄수화물 20%

단백질 30%

지질 50%

이 식사 비율을 '키토제닉 다이어트(Ketogenic Diet)'라 부르는데, 현재 서양에서는 큰 붐을 일으키고 있다.

키토제닉이란 '케톤체를 생성한다'라는 뜻이다. 키토제닉 다이어트를 하면 케톤체가 나와 에너지로 쓰인다. 원래 이 식사법은 1920년대에 간질 치료법으로 개발한 것인데, 식사에서 탄수화물을 빼면 간질 발작을 예방할 수 있다는 내용이었다.

그 후에 약이 발달하면서 소리 소문도 없이 역사 속에서 사라졌는데, 최근 들어 다이어트 식사법이나 당뇨 치료법으로 다시 주목을 받게 되었다.[1]

3,000kcal 이상 먹고 한 달 동안 5kg 감량

케톤체는 간장에 있는 지방산에서 합성된 물질인데, 지

---

[1] Joshi Shilpa & Viswanathan Mohan, *Ketogenic diets: Boon or bane?, 2018.*

금까지 **우리 의사들은 케톤체가 무슨 악당이라도 되는 것처럼 배웠다.**

인슐린이 부족해서 생기는 당뇨병 환자의 위중한 합병증 중에 케토산증이 있다. 이 상태에 빠지면 특유의 노린내가 난다. 이 노린내는 케톤체 때문에 생기는데, 노린내가 나면 목숨이 달린 위험한 상태이기 때문에 구급 치료를 받아야 한다.

케토산증은 케톤체의 혈중 농도가 10밀리몰/L 이상인데, 케톤체를 에너지로 사용하는 '케토시스' 상태는 케톤체의 혈중 농도가 0.5~3밀리몰/L의 범위에 있다. 케토산증과는 증상이 완전히 다른 것이다.

나도 미국에서 구입한 케톤체 검사 도구로 아침에 일어날 때마다 이 농도 범위 내에 케톤체가 들어와 있다는 사실을 확인했다.

식사요법을 처음 시작했을 때는 충분한 지질 섭취와 당질 제한을 위주로 생각하느라 단백질의 양에 대해서는 크게 신경 쓰지 않았다.

Chapter1
Don't simply less? Eat right! And lose weight in a healthy way.

•   033

그래서 큼지막한 스테이크(그래스페드 소고기)에 올리브 오일이 듬뿍 들어간 샐러드까지 하루에 3,000kcal를 훌쩍 넘겨 섭취했는데도 몸무게는 점점 줄어들었고, 오히려 1개월에 4~5kg씩 빠지게 되었다.

그러나 몸속에 있는 호르몬을 제어하기 위해서는 단백질의 양도 고려해야 한다. 이에 대한 이야기는 다른 장에서 설명하겠다.

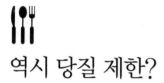

역시 당질 제한?

3

요즘 시대에는 누구나 '당질 제한(탄수화물 제한)'이라는 말을 들어봤을 것이다. 대부분은 체중 감량을 목적으로 당질을 제한한다. 유명한 다이어트 프로그램 회사에서도 식사를 지도할 때 가장 기본적인 방법으로 철저하게 당질 제한을 하도록 제안한다.

당질을 제한하는 식사 지도를 해야 단기적인 체중 감량 효과가 높다는 사실은 연구 결과로도 나타나 있다.[1]

비만(BMI30~40kg/㎡)으로 진단을 받은 혼성 307명(남성 99명, 여성 208명)을 두 그룹의 식사군으로 나눠 연구를 실시했다.

1군은 저지방식을 주어 칼로리를 제한하고 탄수화물 55%, 지질 30%, 단백질 15%의 비율로 식사를 섭취했다.

2군은 저탄수화물식(지질, 단백질 제한 없음)으로 첫 12

---

[1] Gary D Foster et al., *Weight and metabolic outcomes after 2 years on a low-carbohydrate versus low-fat diet: a randomized trial*, 2010.

Chapter1
Don't simply less? Eat right! And lose weight in a healthy way.

• 035

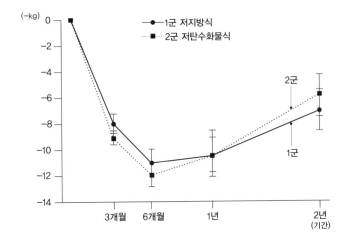

주 동안은 하루당 탄수화물 20g을 주었고, 그 후로는 천천히 탄수화물 섭취량을 늘렸다.

위의 그래프에서는 세로축이 체중의 감소를 나타내고 가로축이 기간을 나타낸다. 한눈에 알 수 있듯이 첫 3개월 동안은 저탄수화물식을 먹은 2군의 체중 감소가 눈에 띄는데, 그것이 6개월가량 이어졌다. 이는 당질을 제한했을 때 체중 감량 효과가 두드러지는 결과가 나왔다는 뜻이다.

그러나 **그 후의 경과를 살펴보면 1년 후에는 체중이 거의 비슷**

해졌고, 2년 후에는 오히려 역전되었다.

자세한 연구 경과 내용은 기재되어 있지 않지만, **저탄수화물식을 오랜 기간 동안 지속하기가 힘들었기 때문이 아닐까 추정된다.**

따지고 보면 BMI 30~40kg/㎡라 함은 체중이 100kg 이상인 사람이 대부분이다. 2년 이상 열심히 해서 고작 7kg 정도 감량했다고 한들, 다이어트로써 그다지 성공이라고는 할 수 없다. 또한 저탄수화물식을 하면 특히 당질 제한이 힘겨운 첫 3개월 동안 구취나 갈증 현상, 변비 등의 증상이 발생하기 쉬운 경향이 있었다.

극단적인 칼로리와 당질 제한은 목숨을 위협한다?

식사 제한에 대한 지도를 받지 않고 극단적으로 식사나 당질을 제한하여 다이어트를 하는 것은 위험하다.

특히 다이어트를 갑자기 심하게 시작하면 생명까지 위

Chapter1
Don't simply less? Eat right! And lose weight in a healthy way.

• 037

협을 받는다는 사실을 나타낸 연구가 있다.

바로 BMI 30kg/㎡ 이상인 비만 21명에게 칼로리 제한식 (하루 800kcal 섭취. 그중 당질은 약 60%)을 실행했을 때 심 장 기능이 어떤 변화를 나타내는지 조사한 연구다.[2]

칼로리를 제한하기 시작한 후 1주일 동안 혈액 안에 있는 지방산(중성지방이 분해되어 나오는 것)이 급상승했다. MRI 검사를 했더니, 심장에 축적되는 지방이 무려 44%나 증가했다는 사실을 알 수 있었다. 그와 동시에 심장 기능도 저하되었다는 사실이 드러났다.

심장에 지방 축적이 증가한 이유로는 급격히 상승한 지 방산의 영향을 꼽을 수 있다.

지방산은 에너지로 쓸 당질이 없으면 세포 내에서 대사 되어 당질 대신 에너지로 사용된다. 식사를 제한하면 부족 한 에너지를 보충하기 위해 체지방에서 더 많은 지방산을 끌고 오게 된다. 이 현상은 당질을 제한했을 때 더 두드러 지게 나타난다.

처음에 식사를 개선할 때 무작정 칼로리를 극단적으로

[2] Jennifer J Rayner et al. *Very low calorie diets are associated with transient ventricular impairment before reversal of diastolic dysfunction in obesity, 2019.*

제한하고 당질도 섭취하지 않으면 위험하다는 사실을 반드시 염두에 두기 바란다. 자칫 잘못하면 심장 발작 등을 일으킬 가능성도 있다.

이처럼 당질을 제한하는 식사를 하면 혈당치가 저하되는 것은 물론, 당뇨병이 개선되었는지 알아볼 때 지표로 삼는 HbA1c이나 중성지방도 저하되는 등 다양한 장점이 보고되었는데, 단기적으로는 심기능이 악화될 우려가 있으며 장기적으로는 지속하기가 힘들다는 점이 지적된다.

연구 결과에서도 볼 수 있듯이, 체중 감량을 위한 당질 제한은 장기적인 장점도 얻기 힘들기 때문에 다이어트 방법으로써 검토할 필요가 있다.

4

칼로리를 줄여 봤자 살은
빠지지 않는다

누구나 믿어 의심치 않는 이론 중에 '살을 빼려면 칼로리를 확 줄여서 먹어야 한다'라는 것이 있다.

그러나 이 말을 철석같이 믿고 그대로 실행해도 결과를 얻을 수 없다.

체지방 증가량 = (섭취한 칼로리) − (소비한 칼로리)
이 공식은 맞다.

그래서 섭취한 칼로리를 소비한 칼로리보다 적게 줄이면 공식상으로는 숫자가 마이너스가 되어 체지방이 감소한다. 하루에 500kcal씩 1주일 동안 제한하면 3,500kcal, 약 380g 정도의 지방이 줄어든다는 계산이 나온다.

그러나 이 이론이 성립하려면 소비한 칼로리가 항상 일

정하다는 전제가 깔려 있어야 한다.

소비 칼로리에는 기초대사율과 운동으로 소비된 칼로리가 포함된다.

기초대사율이란 심장, 폐, 신장 등 내장의 활동이나 체온 발생 등에 사용되는 에너지를 말한다. 이 기초대사율은 의식적으로 제어할 수 없다. 우리는 심장이 더 많은 혈액을 보내도록 결정할 수도 없거니와 체온을 올리도록 작정할 수도 없다.

칼로리를 제한하면
기초대사율만 떨어진다

기초대사율은 칼로리 제한을 하는 단계에서 감소한다는 사실이 연구를 통해 밝혀졌다.[1] 이 연구에서는 가벼운 칼로리 제한식(하루 섭취량보다 25% 적게 섭취)을 했을 때와 일반 칼로리 제한식(몸무게가 15% 감량할 때까지 하루에 890kcal만 섭취)을 했을 때 기초대사율이 각각 어떻게 변하는

[1] Corby K Martin et al., *Effect of calorie restriction on resting metabolic rate and spontaneous physical activity*, 2007.

Chapter1
Don't simply less? Eat right! And lose weight in a healthy way.

• 041

지 측정했다.

6개월 후에는 가벼운 칼로리 제한식을 먹은 사람이 4%, 일반 칼로리 제한식을 먹은 사람이 9%가량 기초대사율이 떨어졌다.

기초대사율은 몸이 안정됐을 때, 특히 수면 중에 얼마나 칼로리를 소비하느냐와 관련이 있다.

잠을 잘 때는 주로 지질이 연소하기 때문에 기초대사율의 저하는 지방 연소 저하로 직결된다. 칼로리를 제한하면 이른 나이부터 체온이 낮아지는 등 기초대사율이 떨어진다. 이는 지극히 단순한 자연의 섭리인데, 칼로리 섭취를 줄이면 몸은 칼로리 부족으로 굶어 죽지 않도록 우리의 의사와는 상관없이 기초대사율을 떨어뜨려서 균형을 잡는다.

우리의 몸은 감소한 칼로리 섭취량에 맞게 기초대사율을 떨어뜨려서 몸무게가 줄어들지 않도록 하는 메커니즘을 갖추고 있는 것이다.

따라서 이론적으로 따져도 칼로리 제한만 해서는 살을 뺄 수가 없다.

이는 실제로 했던 연구 결과에서도 나타난다. 그 연구에
서는 7년에 걸쳐 필사적으로 칼로리 제한을 했는데도 체중
변화가 전혀 없었다.

평균 체중 77kg, 평균 BMI 29.1kg/㎡인 여성 4만 8,835
명을 대상으로 실험을 했는데, 칼로리 제한군(1만 9,517명)
은 기본 하루 섭취량에서 361kcal를 적게 먹으며 생활했다.
칼로리 제한을 7년 동안 열심히 하면서 처음 1년 동안에는
약 2.2kg의 몸무게가 줄어든 사실이 확인되었다. 그러나 그
이후에는 조금씩 몸무게가 늘어나서 결국에는 처음 체중으
로 돌아갔다.

칼로리 제한군에 포함된 사람들이 칼로리 제한을 지키
지 못한 것도 아닌데 말이다.

이 연구에서 1년 이내에는 체중 감소가 인정되었듯이,
칼로리 제한은 초반에 몸무게를 줄이는 데는 효과가 있다.
칼로리를 제한한 양에 비해 기초대사율 저하가 적은 기간
에는 몸무게가 줄어든다. 그러나 실제로는 그 감소량이 기
대하는 만큼 크지 않다.

Chapter1
Don't simply less? Eat right! And lose weight in a healthy way.

• 043

우리가 살을 빼려고 칼로리 제한을 해도 몸무게가 쉽게 줄어들지 않는다는 것은 흔히 경험하는 사실이다. 이는 몸이 기초대사율을 더 낮춰서 칼로리를 적게 섭취해도 몸을 유지할 수 있도록 하기 때문이다.

원래 체중으로 돌아가기 위해 기초대사율이 계속 떨어져서 오히려 몸무게가 늘어나는 것이다. 우리 몸의 메커니즘은 이 단계에서 칼로리를 더 많이 섭취하면 단숨에 원래대로 돌아가도록 되어 있다.

칼로리 섭취량만 줄이면 당연히 체중이 줄어들 것이라는 생각은 장기적으로 봤을 때 그저 꿈같은 이야기다. 따라서 먹는 양만 줄이는 다이어트는 좋은 방법이 아니라는 사실을 이해하기 바란다.

5
운동을 해도 살이 빠지지 않는다

먹는 양을 줄이는 방법이다. 다시 말해 칼로리 섭취를 줄이는 방법을 써도 살이 빠지지 않는다는 이야기는 이해했으리라 생각한다.

그렇다면 칼로리를 더 많이 소비하면 살이 빠질까? 자연스레 그런 의문이 들 것이다. 그래서 많은 사람들은 살을 빼기 위해 운동으로 눈을 돌린다.

운동을 하면 정말 살이 빠질까?

소비 칼로리란 확실히 기초대사율과 운동량을 합한 것이다. 그러나 몸무게가 70kg인 사람이 시속 6km의 페이스로 20분 동안 조깅을 한다고 해도 소비되는 칼로리는 고작 105kcal밖에 되지 않는다. 하루에 섭취하는 칼로리가 2,000kcal라고 치면, 그에 대응하는 기초대사율도 거의 비슷하니 운동으로 소비하는 칼로리는 5% 정도라는 말이 된다. 그보다

Chapter1
Don't simply less? Eat right! And lose weight in a healthy way.

· 045

두 배 더 오래 조깅을 해도 밥 한 공기(252㎉)의 양도 되지 않는다. 이래서는 살이 빠지는 효과를 기대할 수 없다.

이렇게 열심히 운동하는데,
1년에 고작 1~2kg 빠지고 끝?

그런데도 실제로는 많은 사람들이 살을 빼기 위해 운동을 시작한다.

왠지 운동을 꾸준히 하면 살이 빠지는 듯한 기분이 든다. 그러나 이 연구 결과를 보고 다시 한번 생각해 보자.

폐경을 겪은 45세부터 75세의 여성 462명을 운동 시간을 각기 다르게 한 1~3군과 운동을 전혀 하지 않는 4군으로 나눠서 6개월 후의 체중 변화와 복부를 측정했다. 운동은 최대 산소 섭취량의 50% 강도(중간 정도의 강도)로 하게 했고, 에너지 소비량이 각각 4, 8, 12㎉/kg이 되도록 1주일에 72분, 136분, 194분 동안 실시했다.

운동군인 1~3군의 사람들은 6개월 동안 꾸준히 운동을 했다. 각각 1주일에 72분, 136분, 194분 동안 운동을 했지만, 실제로 빠진 몸무게의 양은 1.4kg, 2.1kg, 1.5kg이었다.

평균 체중이 84.2kg인 여성이 6개월 동안 죽어라 노력해 운동을 했지만 감소는 1~2kg 정도에 그쳤다. 또한 운동량이 많다고 해서 그와 비례해 몸무게가 빠지지는 않았다.

남성까지 포함한 또 다른 연구에서는 유산소운동을 중간 정도의 강도로 하루 60분, 1주일에 6일 동안 실시했다. 남성의 평균 체중은 96.1kg, 여성은 77.9kg이었고, 1년 후의 체중 감소량은 남성이 1.8kg, 여성이 1.4kg이었다. [1]

달콤한 유혹, '살을 부르는 포상'

이 논문은 '운동을 하면 좋다. 운동을 하지 않는 사람에 비해 체중도 감소하고 내장 지방도 줄어드니 운동을 장려한다'라고 마무리 지었다. 확실히 비만의 진행은 막을 수 있지만, 비만인 사람에게 '1년 후에 몸무게가 1~2kg 빠질 테니까 매일 60분 동안 운동을 하세요'라고 말하면 과연 운동할 마음이 들까?

[1] Timothy S Church et al., *Changes in weight, waist circumference and compensatory responses with different doses of exercise among sedentary, overweight postmenopausal women*, 2009.

Chapter1
Don't simply less? Eat right! And lose weight in a healthy way.

047

운동을 해도 왜 감량에는 효과가 없을까?

경험자들은 알 것이다. 운동을 한 날은 먹는 양도 같이 늘지 않았는가? 운동을 했다는 이유로 맥주나 케이크에 손을 뻗지 않았는가? 운동을 해서 몸이 지치면, 그 후에는 활동적으로 움직이고 싶은 마음이 사라진다.

이러한 행동을 **'대상 행동'**이라고 하는데, 이는 소비한 칼로리를 어떠한 형태로든 보상받으려는 심리다.

미국에서 초등학생을 대상으로 한 연구에서 이러한 대상 행동을 확인할 수 있다. 초등학생 538명에게 운동을 시키고 섭취 칼로리가 어떻게 변화하는지 관찰한 실험이었다. 그랬더니 운동을 한 시간 더할 때마다 아이들의 섭취 칼로리는 292kcal씩 증가했다는 결과가 나왔다.

운동에 건강상 이점이 여러 가지 존재한다는 사실은 의심의 여지가 없다. 운동은 매일 하면 좋다.

그러나 몸무게를 줄이려고 조깅을 시작한다면 손톱만큼의 효과밖에 볼 수 없다.

자, 그래도 여러분은 다이어트를 하기 위해 운동을 하겠는가?

6

감량에 성공한 후,
1년이 지나도 끊이지 않는
요요와의 싸움

필사적인 노력과 부단한 의지의 힘으로 감량에 성공한 사람도 확실히 존재한다.

대학 시절에 선배였던 의사도 3개월 동안 철저하게 음식을 제한해서 30kg 이상 감량에 성공해 몰라볼 정도로 다른 사람이 되었다. 3개월이나 그 의지를 유지했다는 것에 깜짝 놀랐지만, 목표를 달성해도 거기서 끝이 아니다.

체중이 줄어들면 몸은 생명의 위기를 느낀다.

몸에는 세트 포인트라 불리는 기준점이 있다.

예컨대 몸무게가 70kg인 사람이 과식해서 72kg이 되었다 해도 대부분은 일주일 안에 원상태로 돌아간다. 반대로 감기에 걸려 음식을 먹지 못해 68kg으로 줄었다 해도 식욕

Chapter1
Don't simply less? Eat right! And lose weight in a healthy way.

•   049

이 개선되면 또다시 원래대로 돌아간다.

뇌의 시상하부는 세트 포인트를 제어해서 현재 축적되어 있는 지방의 양에 맞게 식사의 양이나 행동을 조절한다.

세트 포인트를 유지하기 위해서는 다양한 호르몬이 역할을 수행해야 한다. 그리고 세트 포인트를 **제어하려는 작용은 감량을 달성하고 약 1년이 지나도 계속 이어진다.**

요요 현상을 유혹하는 호르몬

10주 동안 강력한 식사 프로그램을 거쳐 13.5㎏ 감량에 성공한 50명의 실험자들이 62주 후에 어떻게 되었는지 조사한 보고가 있다.[1]

식욕을 돋우는 호르몬 중에 '그렐린'이라는 것이 있다. 주로 위(胃)의 신경 내분비 세포에서 분비되는 그렐린은 위장의 운동을 활발히 하여 식욕을 강하게 촉진하는 작용을 한다.

이른 아침에는 그렐린 레벨이 상승한다. 아침에 일어났을 때 '배고파. 뭐 좀 먹어야겠다' 하고 생각하게 만드는 것

[1] Priya Sumithran et al., *Long-term persistence of hormonal adaptations to weight loss*, 2011.

이 바로 그렐린이다. 당연히 그렐린의 레벨이 높으면 계속 뭔가 먹고 싶다는 생각이 들기 때문에 강한 의지로 억누르지 않으면 실제로 음식을 입에 대고 만다.

체중 감량에 성공하고 62주가 지난 후에 그렐린의 변동을 확인해 보면, 몸무게를 빼기 전보다 식사하기 전의 그렐린 수치가 더 높았다. 식사를 하고 2시간이 지나서 다시 상승하는 그렐린의 수치도 몸무게를 빼기 전보다 높아서 공복감이나 식욕이 더 생긴다는 결과가 나왔다. 한편 몸무게를 빼면 같이 낮아지는 기초대사율은 1년이 지난 후에도 여전히 낮은 상태였다.[2]

그래서 체중 감량에 성공해도 몸이 원래 체중으로 돌아가려는 강력한 유혹이 따르는 것이다. 그 유혹을 뿌리칠 수 있을 만큼 강한 의지를 가진 사람만이 이론상으로는 다이어트에 성공한다.

실제로 많은 사람들이 다이어트에 실패하는데, 혹시나 성공한다 해도 요요 현상이 나타난다. 의지가 약하다거나 생활습관에 문제가 있다기보다는 당신의 몸이 그렇게 만들어져 있기 때문에 어쩔 수 없는 것이다.

[2] Michael Rosenbaum et al., *Long-term persistence of adaptive thermogenesis in subjects who have maintained a reduced body weight*, 2008.

Chapter1
Don't simply less? Eat right! And lose weight in a healthy way.

•   051

근본으로 다시 돌아가 생각해 보자. 애초에 세트 포인트라는 것이 있는데 살은 왜 찌는 것일까?

보통은 살을 찌우려 해도 생각대로 잘 되지 않는다. 약 50년 전에 버몬트대학에서 열린 '실험적 비만' 연구에서도 그 사실이 나타나 있다.[3]

체형이 마른 사람들에게 6개월 동안 과식을 해서 몸무게를 20% 불리라는 과제가 주어졌다.

참가자들은 몸무게를 20% 늘리는 데 성공했지만, 과제가 끝나자 몇 주 동안 심한 식욕 부진에 시달리며 몸무게가 다시 빠지기 시작했다.

몸무게가 빠지면서 원상태와 가까워지자 음식 섭취량도 원래 수준으로 돌아왔다. 이렇게 보통은 체중의 세트 포인트를 바꾸기란 매우 어렵다. 세트 포인트가 상승해서 비만이 된다는 것은 에너지 시스템에 어떤 장애가 생겼다고 볼 수 있다.

[3] Rundles RW et al., *Trans Assoc Am Physicians, 1963.*

7

비만은 빙산의 일각!
이미 이상 현상이 온몸에 퍼져 있다

나는 건강에 대해 설명할 때 빙산 그림을 자주 이용한다. 거대한 빙산은 대부분 바닷속에 잠겨 있고 일부분만 물밖으로 빼꼼히 나와 있다.

예를 들어 물 밖으로 고혈압이라는 빙산이 나와 있다 해도, 물 밑에는 그보다 몇 배나 더 큰 이상 현상이 곳곳에 일어나고 있는 것이다. 그중 일부가 혈압 상승이라는 형태로 드러나 있는 것뿐이다.

바다 밑에는 오랜 세월 해 왔던 생활습관, 영양가 없는 식생활, 첨가물이나 방부제가 듬뿍 들어간 가공식품을 즐겨 먹던 식습관, 운동도 하지 않은 채 엉덩이 딱 붙이고 앉아 있던 일상, 충분한 수면을 취하지 않고 몸의 회복 작업을 게을리한 나날들이 한데 모여 있다.

Chapter1
Don't simply less? Eat right! And lose weight in a healthy way.

· 053

그러한 원인들이 쌓이고 쌓여 물 밑에 큰 덩어리가 되어 있는 것이다.

마침 고혈압이라는 빙산이 밖으로 드러났다 뿐이지, 사람에 따라서는 그것이 혈당치의 상승일 수도 있고 콜레스테롤 수치나 중성지방 수치의 상승 또는 뼈가 연약해져 골절로 나타날지도 모른다.

빙산의 일각으로 나타나는 증상은 사람마다 다르겠지만, 바닷속의 빙산은 대부분 공통적으로 흐트러진 생활 스타일에서 비롯된다. 실제로 눈에 보이는 몸의 이상은 몸 전체의 이상 중 지극히 일부에 지나지 않는다는 뜻이다.

그 보이지 않는 빙산 부분에 해당하는 것 중 하나가 비만이다.

역시 몸 곳곳에 숨어 있는 이상이 비만으로 나타나는 것일 뿐이다.

비만이란 지방 조직 내에 필요 이상으로 지방이 축적된 상태를 말한다. 특히 흔히들 내장 지방이라고 부르는 대망 (greater omentum, 위에서 대장까지 이어지는 조직)이나 장 주위에 있는 장간막, 복막 뒤쪽에 있는 후복막이라는 곳에 지방이 많이 쌓인 사람들은 건강상 여러 가지 단점을 지닌다는 사실이 잘 알려져 있다.

지방 때문에 몸은 산소 결핍 상태

사람들은 지방 조직이 몸에 중요한 내분비 기관이라는 사실을 알지 못한다.

지방 조직은 지방을 저장하는 저장고 역할을 하는 동시에 아디포카인이라는 기능성 단백질을 분비한다. 그중에는 식욕을 억제하거나 혈관을 유도하거나 인슐린이라는 호르몬 분비를 자극하는 렙틴(leptin) 그리고 인슐린 감수성을 높이거나 염증을 억제하는 작용을 하는 아디포넥틴 등이 포함된다.

지방 세포에 지방이 점점 쌓이는 동안에 '산소 결핍'이라는 변화가 일어날 수 있다.

이는 만원 전철을 탔을 때 사람들에게 눌려 숨쉬기가 버

Chapter1
Don't simply less? Eat right! And lose weight in a healthy way.

•   055

거워지는 듯한 감각이다. 지방 조직 내에서 산소 결핍이 일어나면 염증을 일으키는 물질인 아디포카인이 분비된다. 그러면 혈압이 오르기도 쉬워지고 혈액 속의 중성지방 수치나 콜레스테롤 수치도 상승하도록 부추긴다.[1]

지방이 쌓여 있다는 것은 몸에 중대한 내분비 이상이 일어났다는 뜻이라는 것을 알기 바란다.

볼록한 배는 노후 수발을 부르는 첫걸음

내장 지방은 여성에게는 많이 보이지 않지만, 남성은 30대 이후에 급격히 늘어난다. 흔히 '술배'라고도 하는 이 볼록 나온 배는 전형적으로 내장 지방이 과다한 상태다.

배가 이렇게 나오면 복직근이나 복사근이라 불리는 복부의 근육이 위축되는 현상이 같이 따라온다. 근육이 위축되어 있기 때문에 배가 볼록 튀어나오는 것이다. 나이가 들면서 근육량과 근력은 점점 저하되는데, 이를 '사코페니아'라고 한다.

인간은 노화하면서 근량이 점점 떨어지는데, 그와 함께

[1] Paul Trayhurn, *Hypoxia and adipose tissue function and dysfunction in obesity, 2013.*

보행이나 운동 능력 등이 기능 저하를 일으킨다. 사코페니아란 일반적으로 고령자가 간병이나 수발을 필요로 하는 상태가 되지 않도록 대응해야 할 병태로 보고 있다.

그러나 고령이 되었을 때에야 겉으로 드러나는 것일 뿐, 사실은 몇십 년도 더 전에 이미 시작된다. 따라서 사코페니아는 젊었을 때 미리 대응하지 않으면 근본적으로 해결할 수 없다.

비만인 사람은 그 사실만으로 사코페니아 예비군이다. 현재 시점에서 근력의 저하가 이미 눈에 띄게 드러나 있기 때문이다.

Chapter1
Don't simply less? Eat right! And lose weight in a healthy way.

• 057

8

20대에 벌써 비만인 사람은
이미 치매가 진행되고
있을지도 모른다

비만은 건강 상태가 좋지 않다는 징조로 이는 누구나 알고 있는 사실이다.

그러나 살이 **찌면 치매로 연결된다는 사실도 반드시 알아 둬야 한다.**

앞에서도 이야기했지만, **지방조직**은 단순히 지방을 저장하기 위한 기관이 아니다.

갖가지 호르몬이나 염증성 물질을 만들어 내는 **내분비기관**이기도 하다. 지방조직에서 분비되는 염증성 물질이나 유리지방산(지방의 구성 성분)은 간장이나 기타 장기에 작용해서 정상적인 호르몬의 활동을 저해하여 염증을 일으킨다. 그래서 지방 중에서도 내장 지방은 특히 몸에 악영향을

미친다. [1]

지방이 유발하는 염증은 머리에도 작용한다. 염증이 일어난 상태에서는 뇌가 에너지를 쓰는 정도가 극단적으로 내려간다. 뇌가 에너지를 적절히 쓰지 못하면 그 기능이 점점 떨어진다.

알츠하이머병은 흔히 60세쯤부터 증상이 나타나며 치매를 일으키는 질환이다. 그런데 근래에는 40대, 50대에 발병하는 경우도 드물지 않다. 비만인 사람이 알츠하이머병을 일으킬 위험이 높다는 사실은 지금까지 보고되어 온 사실이다. [2]

그럼 알츠하이머병은 대체 언제부터 시작될까?

2019년에 보고된 연구 결과에서 알츠하이머병의 진행은 진단하기 34년 전부터 이미 시작되었을 가능성이 있다고 했다. [3]

인지 기능의 저하는 알츠하이머병으로 판정받기 11~15년 전부터 일어나지만, 그보다 훨씬 전부터 이미 병이 진행

[1] F Item & D Konrad, *Visceral fat and metabolic inflammation: the portal theory revisited*, 2012.
[2] Jordi Pegueroles et al., *Obesity and Alzheimer's disease, does the obesity paradox really exist? A magnetic resonance imaging study*, 2018.
[3] Laurent Younes et al., *Identifying Changepoints in Biomarkers During the Preclinical Phase of Alzheimer's Disease*, 2019.

Chapter1
Don't simply less? Eat right! And lose weight in a healthy way.

• 059

되었다는 뜻이다. 60세에 발병한 사람은 20대에 벌써 병변이 시작된 셈이다.

20대에 내장 지방이 덕지덕지 붙은 비만이라면 이미 치매가 시작했다 해도 이상하지 않다.

내장 지방이 많은 사람은 뇌가 점점 위축된다는 사실도 분명히 보고되었다.[4]

한 실험에서 MRI(자기공명영상법)를 이용해서 허리둘레(내장 지방의 양을 나타내는 지표)와 뇌의 부피의 관계를 관찰했다.

뇌의 표면부에서 신경세포의 세포체가 존재하는 부위를 회백질이라고 한다. 실험 결과 내장 지방이 많은 사람일수록 이 회백질의 부피가 작은 경향이 있었다. 또한 눈에 띄게 인지 기능을 담당하는 부위가 위축되어 장래에 치매에 걸릴 위험이 있다는 결과가 나왔다. 그리고 식욕을 제어하는 부위도 두드러지게 위축되어 있어 내장 지방이 있는 사람일수록 식욕을 억제하지 못할 가능성도 보였다.

---

[4] Deborah Janowitz et al., *Association between waist circumference and gray matter volume in 2344 individuals from two adult community-based samples, 2015.*

9

건강의 패러다임을 바꾸다

당신은 건강한가? 이런 질문을 받는다면 어떻게 대답할 것인가.

'어디 아픈 데도 없으니까, 지금은 건강한 것 같은데요' 라고 대답하거나, 사람에 따라서는 '배에 살은 좀 있지만 건강해요', '건강 검진 때 혈당치가 조금 높게 나왔지만 건강해요'라고 대답할지도 모른다.

그러나 이는 단순히 당신이 건강하다고 '생각'하는지에 대한 대답일 뿐이지, 실제로 건강한지 아닌지와는 상관이 없다.

그렇다면 건강이란 대체 무슨 뜻일까?

내가 생각하는 건강이란 몸을 구성하는 세포 하나하나가 활발히 활동하는 상태다.

그렇다면 몸을 구성하는 세포가 활발하지 않다는 것은

Chapter1
Don't simply less? Eat right! And lose weight in a healthy way.

• 061

대체 무슨 뜻일까?

세포가 하는 일은 단순히 두 가지로 생각할 수 있는데, **'필요한 영양분을 받아들이는 것'과 '불필요한 물질을 배출하는 것'**이다. 필요한 영양을 받아들이지 못하고 세포 내에 있는 불필요한 물질을 내보내지 못할 때 세포에 이상이 생긴다.

세포 이상의 끝판왕은 암세포다.

암세포는 세포와 세포의 네트워크를 무시하고 제멋대로 증식한다. 이렇게 이상이 있는 세포는 면역 기능이 정상적으로 활동하면 즉시 파괴된다.[1] 사람의 몸에는 매일 어떠한 이상을 일으키는 세포(암세포의 씨앗)가 생기고, 면역 세포가 처리한다. 면역 능력이 정상적으로 유지되면 암이 생길 가능성은 이론상 없는 것이다.

나는 오랜 세월 대장암 수술을 했다. 암 수술을 전문적으로 하는 대학병원과 암센터에서 근무했다. 거기서 입원한 환자들에게 인터뷰를 했더니, 대부분 3~4년 이내에 과로나 스트레스, 이혼, 사별, 애완동물의 죽음 등의 사건으로 큰 충격을 겪은 사람들이었다. 증식이 빠른 타입도 확실히 존재하기는 하지만, 일반적으로는 암이 눈에 보이는 형

[1] Axel Kallies, *T cell immunosurveilance controls B lymphoma development*, 2014.

태가 되어 진단할 정도가 되려면 10년 이상이 걸리는 것으로 추측된다. [2]

　암 진단을 받은 사람들은 10년 이상 증식이 되는 동안 면역 기능이 제대로 활동하지 않은 셈이다.

생활습관이 쌓이고 쌓여 몸을 만든다

　면역 기능은 왜 떨어질까?

　이번에는 미국 최고의 암센터로 뽑힌 MD앤더슨 암센터에서 2008년에 발표한 논문을 소개하려고 한다. '암은 생활 스타일을 바꿔 예방할 수 있다'[3]라는 제목이다.

　지금까지 암은 유전적 요소가 높은 질환이라고 추측해왔다. 그러나 **암은 생활습관병이며, 그중 90~95%는 생활 스타일을 바꾸면 예방할 수 있다**는 내용이다. 이러한 논문이 소개되는 일은 거의 없었다. 면역 기능이 저하되어 생기는 것이 암이라고 한다면, **암을 예방하기 위해 생활 스타일을 바꾸면 면역 기능이 올라간다는 사실을 이해할 수 있을 것이다.**

[2] D Craig Allred, *Ductal carcinoma in situ: terminology, classification, and natural history, 2010.*
[3] Preetha Anand, *Cancer is a preventable disease that requires major lifestyle changes, 2008.*

생활 스타일을 바꾸려면 어떻게 해야 할까?

그러려면 식사, 운동, 수면, 스트레스 관리 등 모든 것을 다시 봐야 한다.

평소에 무엇을 먹나?

운동은 매일 하고 있나?

수면 시간을 줄여서 놀고 있지는 않나?

스트레스를 잘 흘려보내고 있는가?

이러한 것들이 하나하나 모여 생활 스타일을 이룬다. 그래서 생활 스타일은 시간을 들여서 천천히 바꿀 필요가 있다. 건강에 좋다는 식품이나 영양제만 섭취한다고 해서 좋아질 수가 없다.

살만 뺀다고 끝이 아니다

10

살이 찐 사람은 무조건 살을 빼려고 한다. 살만 빼면 다 잘되고 건강해진다고 믿는다.

과연 정말 그럴까?

살이 쪘다는 것은 지방세포 안에 지방이 과다하게 쌓여 있는 상태를 말한다.

엄밀히 따지면 지질이 대사 이상을 일으켰다고 해야 하는데, 그렇게 되면 몸안에 있는 호르몬, 전달물질, 산소가 오작동을 일으킨다.

이 오작동은 우리가 가진 세포 하나하나에서 여러 가지 대사 장애가 일어났을 때 발생한다. 모든 세포가 각자 쌩쌩하고 활발하게 일하는 상태에서는 애초에 몸이 아플 수가 없고 면역력이 떨어지거나 고혈압, 당뇨병, 고지혈증, 암, 비만 등 생활습관병에 걸릴 일도 없다.

Chapter1
Don't simply less? Eat right! And lose weight in a healthy way.

· 065

세포의 활동에 장애가 일어나는 원인은 세 가지로 볼 수 있다.

첫 번째는 세포 기능에 장애를 일으키는 요소, 두 번째는 필요한 영양소의 결핍, 세 번째는 스트레스이다.

몸에 들어간 독소를 제거하고 필요한 영양소를 흡수하며 스트레스를 관리하면 당신의 세포는 몰라보게 달라질 것이다.

인간의 세포는 나날이 새로 바뀐다.

위장의 점막은 4~5일, 피부는 28일, 혈액은 약 4개월이 지나면 새로워진다.

뇌의 일부 세포를 제외하고 뼈나 근육(筋肉)도 매일 새로운 세포로 바뀐다. 다시 말해 몇 년 후의 자신은 지금의 세포와 완전히 다른 세포를 가진다는 뜻이다. 마치 새 몸으로 바뀌는 것 같은데, 실제로는 자동차나 기계와 달리 시간이 지난 만큼 노화가 진행되어 완전히 새로워진 느낌은 받을 수 없다.

왜냐하면 그때까지 해 왔던 생활 스타일이 새로 태어나는 세포에 반영되기 때문에 갑자기 건강하고 팔팔한 세포는 생겨날 수가 없다.

지금 먹는 음식들이 1년 후와
10년 후의 나를 만든다

그러나 생활 스타일을 개선하면 어떻게 될까?

매일 새로 생기는 세포가 건강하고 기능적으로 활동하면 그 집합체인 당신의 에너지 상태는 어떻게 될까?

인간은 원래 115세까지 생존할 수 있다는 연구 결과가 있다.[1]

115세까지 사는 사람은 매우 드문 것을 보면 많은 사람들은 원래의 노화 속도보다 빨리 노화한다는 결론이 나온다. 생활 스타일을 바꾸지 않고 살면 5년 후에는 10년 이상 노화된 세포가 생길지도 모른다.

생활 스타일을 개선하려면 지금 당장 시작하는 것이 중요하다.

당신이 몇 살이든 상관없이 바로 지금 시작해야 한다. 나이가 몇 살이든 생활 스타일을 바꾸면 몸도 바뀐다. 75세

---

[1] Xiao Dong, *Brandon Milholland & Jan Vijg, Evidence for a limit to human lifespan, 2016.*

Chapter1
Don't simply less? Eat right! And lose weight in a healthy way.

• 067

가 넘었다고 해도 근력은 강화할 수 있기 때문이다. [2]

세포 하나하나가 건강하면 그 집합체인 당신의 몸이 비만이 될 일은 없다. 마찬가지로 혈압이 오르거나 혈당치가 오르거나 중성지방이 많아지거나 뼈가 약해지거나 인지 기능이 떨어지거나 암에 걸릴 일도 없다.

다시 말하지만, 비만인 사람은 결코 건강하지 않다. 건강한 몸은 비만이 될 일도 없을뿐더러 건강하게 생활하면 자연스레 비만은 해결된다.

짧은 생각으로 그저 몸무게만 줄이려고 하면 몸은 손상을 입을 뿐 건강해지지는 않는다. 전의 생활 스타일로 돌아가면 다시 원래 몸무게로 돌아갈 뿐이다. 절대 살을 빼는 것을 목표로 삼지 말아야 한다.

그렇다면 실제로 생활 스타일을 바꾸려면 어떤 순서로 준비해야 할까?

일단 식사부터 먼저 뜯어고쳐야 한다.

사람은 식사를 통해 에너지를 얻고, 또 식사를 통해 손상을 입는다. 매일 먹는 음식이 1년 후, 10년 후의 당신을

---

[2] Hojun Lee et al., Exercise training increases skeletal muscle strength independent of hypertrophy in older adults aged 75 years and older, 2019.

결정한다. 그 식사를 처리하는 곳이 장이다. 장의 활동이
좋으면 효과적으로 영양을 흡수할 수 있으며 몸에 쓸모없
는 손상을 주려는 물질들을 제거할 수 있다.

반대로 장의 기능이 나쁘면 아무리 좋은 음식을 먹어도
효과가 없다. 식사를 개편해서 그 효과를 느끼려면 장의 상
태와 장내 환경에 주목해야 한다. 다음 장(章)에서는 장(腸)
이야기를 하겠다.

제 2 장

사람은 먹은 음식으로
이루어진다.
그래서 지금 당신의
장은 불타오르고 있다

● Chapter2
You are what you eat? -that's why your guts are on fire.

외과 의사가 모르는 장의 장점

1

나는 소화기외과 의사로 20년 이상 수술을 해 왔다.

주로 대장암 전문의로서 대장은 물론이고 위, 소장을 잘라내는 수술을 했다. 배 속 수술은 간장이나 담낭 등 일부 장기를 제외하고 절개했다고 해서 끝이 아니다. 장(腸)은 입부터 이어지는 하나의 튜브 구조로 되어 있기 때문에 중간을 떼어내면 다시 이어야 한다. 이렇게 다시 연결하는 작업을 소화관 재건이라고 한다.

이 재건 작업은 수술 중에서도 가장 주의를 기울여서 하는 작업이다.

만약 이 재건 부위가 터지면(봉합부전) 장의 내용물이 배 속으로 흘러나온다. 장의 내용물에는 세균이 아주 많기 때문에 배 속에서 세균 감염이 일어나 복막염을 일으킨다. 복막염은 목숨을 위협하는 합병증이다.

이 재건 작업을 더 안전하게 하려면 조금이라도 조건이
더 좋고 건강한 장끼리 연결해야 한다.

면역 시스템의 70%는 장에 있다

장에는 몸의 면역 시스템 가운데 약 70%가 모여 있다.

온갖 음식이 들어오는 소화관은 필요한 영양분을 몸속
으로 보내주는 역할을 한다. 그때 위험한 물질을 몸에 들어
가지 않게 하려면 장(腸) 여기저기에 문지기들을 심어 놓을
필요가 있다.

외상이나 장의 혈류부전으로 손상을 입은 장관을 잘라
낼 때는 소장을 최소 1m 이상 남길 수 있을지 주의해서 확
인해야 한다. 장의 길이가 1m 이하로 줄어들면 사람은 먹
은 음식에서 영양을 잘 흡수할 수가 없다. 이러한 상태를
'단장증후군'이라고 하는데, 단장증후군일 때는 장의 면역
기능도 두드러지게 저하되기 때문에 감염에 대한 저항력이
매우 낮아져 점적 주사를 놓지 않으면 살 수 없다.

소장을 1m 이상 남겨 놓을 수 있을 때는 건강한 장과 장을 연결하는 것을 제일 먼저 생각해야 한다.

잘라내야 할 정도로 완전히 손상되지는 않았지만 조금 더 잘라서 붙여야 안전하게 연결할 수 있을 때는 종종 장을 여유 있게 잘라낸다. 대장 역시 변을 만들고 쌓는 기능 이외는 크게 중요한 기능이 없기 때문에 안전을 생각해서 길쯔막하게 잘라낸다.

장내 세균이 사는 곳 '대장'

대장 속에는 100조 개 이상의 세균이 존재한다.
이 세균들은 **단쇄지방산**이라는 유기산 생성을 주요 임무로 수행한다.

대장의 장내 세균은 식이섬유나 난소화성 전분으로 발효 작업을 하여 이 단쇄지방산을 만들어 낸다. 사람은 식이섬유를 분해하는 효소를 갖고 있지 않지만, 장내 세균은 분해할 수 있다.

Chapter2
You are what you eat? —that's why your guts are on fire.

• 073

이 단쇄지방산은 대장 점막의 영양분이 되거나 대장의 염증을 억제하는 작용 말고도 혈류를 타고 뇌에 가서 활동하기도 한다. 대장 안에서 양질의 장내 세균을 유지하는 것이 건강에 아주 중요하다는 사실이 주목받기 시작한 것은 불과 10년 사이의 일이다.

우리 눈에 보이는 대장의 기능은 변을 만들거나 쌓는 것뿐이지만, 장내 세균들이 안심하고 살 수 있는 자리를 마련한다는 기능까지 갖고 있는 것이다.

오랜 세월 동안 나는 대장 외과 의사를 맡아 왔지만, 장(腸)이 무슨 일을 하는지 자세히 알게 된 지는 몇 년밖에 되지 않았다.

많은 외과 의사들은 장을 단순히 '음식이 지나가는 길'이라고 생각하며 입에서 항문까지 문제없이 잘 지나가기만 하면 되는 줄 안다. '장내 세균의 역할'이나 '면역 기능으로써 장의 역할'에 대해 자주적으로 학습하지 않았다면 오래된 생각을 그대로 갖고 수술했을 것이다.

짧아진 장은 원래대로 돌아가지 못한다. 남아 있는 장으로 지금까지 장이 해 왔던 일을 완벽히 수행할 수는 없다. 만약 지금 내가 과거에 했던 수술을 한 번 더 할 수 있다면 면역 기능의 역할을 수행하는 장, 유익균이 쾌적하게 살 수 있는 장을 얼마나 온존(남기는 것)할 수 있는지를 먼저 생각하고 안전성을 충분히 고려하면서 다른 수술을 했을지도 모른다.

이제는 기능적으로 일하는 장의 장점을 충분히 인식하고 있기 때문이다.

Chapter2
You are what you eat? —that's why your guts are on fire.

•   075

2
'사람은 먹은 것으로 이루어진다'의 참뜻

'음식이 곧 약이고, 약이 곧 음식이다.'

고대 그리스의 의사인 히포크라테스가 남긴 유명한 말이다. 평소에 먹는 음식이 그 사람의 건강에 가장 큰 영향을 끼친다는 사실은 예로부터 인식되어 왔다.

마찬가지로 히포크라테스의 명언 중에 '인간은 누구나 몸속에 100인의 명의를 지니고 있다'라는 말이 있다. 사람들은 각자 자연스레 자신의 몸을 개선하는 능력인 자연 치유력을 갖고 있다는 뜻인데, 현대에는 조금 다르게 해석할 수 있다.

몸속에 있는 100인의 명의란 누구인가?

그것은 장내 세균들로 추측된다. 장내 세균들이 하는 일은 우리의 상상을 초월한다. 장내 세균은 우리의 장 속에서 일을 한다.

- 식사에서 영양 성분을 추출하고 흡수하는 것을 도움
- 병원균 등으로부터 몸을 방어하기 위한 면역 기능의 일부
- 장의 상피세포를 보호하기 위한 활동

이렇게 다양한 임무를 수행한다.

100인의 명의(名醫) 덕분에
효능을 얻을 수 있다

　인간은 원래 탄수화물을 잘 분해하지 못한다. 장내 세균이 탄수화물을 분해하는 효소를 돕기 때문에 소화 흡수를 할 수 있는 것이다.

　박테로이데스 테타이오타오미크론(Bacteroides thetaiotaomicron)이라는 세균은 260가지 이상의 탄수화물 분해 효소를 만들어 낸다. 게다가 이 세균은 지방 분해에도 관여한다. 물론 단백질을 분해하는 효소도 만들어 낸다.

　장내 세균은 분해만 하는 것이 아니라 우리에게 필요한 물질을 만들어 내기도 한다. 또한 안정 효과가 있는 감마 아미노낙산(GABA) 등의 신경전달물질은 장내에서 만들어 진다. 나아가 비타민B나 비타민K도 장내에서 합성해 공급 해 준다.

　식물에 들어 있는 폴리페놀은 항산화 작용이 강해서 활 성산소 등의 유해물질을 무해한 물질로 바꾸는 작용을 한 다. 폴리페놀은 건강식품에서도 많이 소개되는데, 사실 여 기에도 장내 세균이 관여한다.

　폴리페놀은 포도당, 갈락토오스, 람노오스, 리불로오스 등의 당과 결합한 상태로 존재한다.

　폴리페놀이 활성화하려면 이 당들이 없어야 하는데, 이 역할을 장내 세균이 담당한다. 폴리페놀에는 사과, 포도, 브로콜리 등에 들어 있는 플라보노이드나 블루베리에 들어 있는 안토시아니딘, 콩에 들어 있는 이소플라본 등이 있는 데, **장내 세균이 활성화하도록 도와주지 않으면 그 효능을 발휘하 지 못한다.**

'당신의 몸은 먹은 음식으로 이루어진다'라는 말을 자주 하는데, 정확한 말은 아니다.

먹은 음식이 몸에 좋은 작용을 해 줄지는 **장내 세균이 어떻게 처리해서 흡수하는지에 달려 있다.** 아무리 좋은 음식을 먹거나 아무리 양질의 영양제를 섭취해도 몸에 필요한 형태를 갖추도록 장내 세균이 일해 주지 않으면 아무런 의미가 없다.

히포크라테스는 장내 세균이 열심히 일해 준다는 사실은 상상도 하지 못했겠지만, 우리는 모두 실제로 몸속에 100인의 명의를 지니고 있다.

Chapter2
You are what you eat? –that's why your guts are on fire.

• 079

3

면역 기관으로써의 장

몸의 면역 기능을 이끄는 선봉대장인 장(腸)은 아마 두꺼운 벽으로 보호되어 있지 않을까? 그런 상상을 할지도 모르겠다. 그러나 실제로 그 두께는 고작 세포 1개 분량이다. '장 점막 상피'라 불리는 장 세포 한 개만이 장 속과 몸속을 구분 짓고 있다.

몸으로 침입하는 병원균이나 독소는 거의 우리가 먹는 음식을 통해 들어온다.

영양소를 소화하고 흡수할 때처럼 감염성 세균이나 바이러스 및 독소성 물질의 존재를 감지하고, 그것들을 막는 치열한 공방전은 세포 1개를 사이에 두고 이루어진다.

당연한 말이지만, 이 세포 1개를 지키기 위해 여러 지원군들이 여기저기에 포진하고 있다.

세포 뒤에는 '장 관련 림프조직'이라 불리는 림프조직이

굳건히 버티고 있다. 당장이라도 출동할 수 있도록 다양한 림프구가 대기하는 것이다. '수상세포'라는 면역 세포는 장 상피세포의 틈에서 안테나를 뻗어 망을 보고 있고, 안테나에 무언가 걸리면 바로 주변에 있는 면역 세포에게 정보를 보낸다.

장 상피 위에는 '점액'이라는 두꺼운 융단이 빼곡하게 깔려 있다.

이 점액은 병원균이나 독소가 장 세포와 직접 맞닿는 일이 없도록 보호한다. 점액 속에는 IgA(면역 글로불린)라는 경비 부대가 순찰을 돌면서 수상한 세균이나 독소가 침입하지 않았는지 눈에 불을 켜고 감시한다.

그리고 나중에 설명하겠지만, 점액 안에는 장내에 같이 사는 세균이 유해균이 되어 눌어붙지 않도록 땅따먹기 싸움을 벌이고 있다.

이렇게 넓적한 바위가 방어망을 치고 있는 것처럼 보이지만, 의외로 약점이 있다.

한 층짜리 장 상피세포 사이의 틈이 느슨해지면 병원균

Chapter2
You are what you eat? —that's why your guts are on fire.

• 081

이나 독소 그리고 소화되지 않은 음식 성분이 간단히 체내로 침입하는 것이다. 보통 장 세포 사이의 틈에는 자물쇠가 단단히 걸려 있다. 그러나 장에 만성적으로 염증이 생기거나 하면 이 자물쇠가 풀린다. 이 상태를 **'장누수증후군(leaky gut: 새는 장)**이라고 부른다.

장누수증후군은 정식 의학 용어가 아니다. '장관 투과성 증가'가 그 상태를 나타내는 의학 용어다. 투과성이란 장벽을 넘어 물질이 얼마나 잘 들어오는가를 나타내는 말이다.

장벽을 넘어 체내에 여러 가지 물질이 들어오면, 면역 세포가 그것을 처리한다. 그러면 면역 세포는 어쩔 수 없이 과잉 반응을 하게 된다. 면역 세포가 원래보다 더 많이 일하는 상황이 지속되면 면역 기능을 조정하기가 점점 어려워진다.

림프구는 몸속에 들어온 물질에 대해 **'항체'라는 무기**를 만든다.

항체는 침입한 물질이 다시 침입했을 때 선수를 쳐서 공격하기 위한 시스템을 말한다.

보통 이 항체는 자신의 조직을 공격하는 일이 없다. 그러나 **면역 기능 조정에 이상이 생기면 이 항체라는 무기가 자신의 몸을 공격**하는 현상이 발생한다.

이렇게 체내의 항체가 자신을 공격하는 병태를 **'자기 면역 질환'**이라고 부른다. 면역 기능 이상을 부르는 장누수증후군과 천식, 1형 당뇨병, 셀리악병이라 불리는 자기 면역 질환은 종종 합병증을 일으킨다.[1]

면역 이상은 알레르기라는 형태로 나타나기도 한다. 그리고 그 알레르기의 배후에 장누수증후군이 숨어 있을 때가 있다.[2] 장내 환경이 흐트러져 만성적으로 염증을 일으키면 장누수증후군을 기점으로 다양한 병태가 일어난다는 사실을 이해하기 바란다.

[1] Jean Robert Rapin & Nicolas Wiernsperger, *Possible links between intestinal permeability and food processing: A potential therapeutic niche for glutamine*, 2010.
[2] P G Jackson et al., *Intestinal permeability in patients with eczema and food allergy*, 1981.

Chapter2
You are what you eat? -that's why your guts are on fire.

• 083

4

문지기 장내 세균

장내 환경의 악화는 온몸의 악화로 발전한다.

그래서 우리의 몸은 좋은 장내 환경을 유지하기 위해 다양한 시스템을 갖추고 있다. 그리고 장내 환경을 유지하는 활동은 우리만 담당하는 것이 아니다. 장내에 사는 장내 세균도 장내 환경 유지를 위해 일한다.

장의 겉넓이는 약 400㎡로 테니스코트 1면 정도 된다.

그곳에 장내 세균이 배치되어 있고, 그 세균의 총중량은 2~3㎏ 정도 된다. 장내 세균이라고 통틀어 부르지만, 그 안에는 세균뿐만 아니라 진균, 고세균, 바이러스, 원생동물 등도 존재하며, 그 종류는 2,000가지 이상이나 된다.

장내 세균은 세균끼리는 물론, 몸의 세포와도 커뮤니케이션을 취하면서 장내 환경을 유지한다. 콜로니라 불리는 집락을 형성하여 다른 균이나 바이러스가 침입하더라도 들러붙지 않도록 제거한다. 또한 '박테리오신'이라는 항균제를 생산하여 병원균을 직접 공격한다.

장내 세균은 처음 보는 균이 들어오면 호중구, 림프구 등 몸의 경비 부대에게 알리고, 면역 반응을 유도하는 역할도 한다. 이러한 공생 관계는 생후 1,000일 정도에 완성된다. 그 때문에 대체로 세 살까지 구축된 장내 세균과의 관계성이 평생 영향을 준다.

감기에 잘 걸리거나 배탈이 잘 나는 등, 감염증에 걸리기 쉬운 체질이 될지는 이 연령 전에 대부분 정해진다.

나흘의 식사에도 장내 세균은 영향을 받는다

장내 세균은 개선의 여지가 없는 걸까?

그렇지 않다. 같은 사람이라도 계절에 따라 먹는 음식이 다르면 장내 세균의 내용과 다양성이 달라진다는 사실이 보고된 것만 봐도 식사 내용에 주목하는 것이 중요하다.[1]

장내 세균은 매일 조금씩 식사의 영향을 받으며 변화한다. 고작 나흘 정도의 식사 내용으로도 장내 세균의 조성에

[1] Emily R Davenport et al., *Seasonal variation in human gut microbiome composition*, 2014.

Chapter2
You are what you eat? —that's why your guts are on fire.

• 085

영향을 준다는 사실이 알려져 있다.[2] 특히 나흘 동안 동물성 단백질, 지질 중심의 식사를 하면 조성에 변화가 생긴다는 사실이 인정되었다. 동물성 단백질 중심으로 식이섬유가 적은 식사를 하면 장내 세균은 단쇄지방산(낙산, 초산, 프로피온산)을 만들어 내지 못한다.

이 중에서도 낙산은 장 점막의 염증을 억제하는 효과가 있어서 정상적인 면역 기능을 유지할 때 중요한 물질이다.[3] 동물성 단백질 중심으로 저섬유식을 하면 낙산과 낙산균이 감소한다.

나흘 동안 변화한 장내 세균은 식사를 원래대로 되돌리면 이틀 만에 원상 복귀한다. 그러나 그 식사가 한 달, 1년 이상 계속 이어지면 흐트러진 장내 세균이 기본 장내 세균으로 조성될지도 모른다. 한번 완성된 장내 세균 조성은 단기간에 고칠 수 없으므로 기본 조성이 흐트러진 장내 세균을 정상으로 돌리려면 시간이 걸린다는 사실을 이해할 수 있을 것이다.

[2] Lawrence A David et al., *Diet rapidly and reproducibly alters the human gut microbiome, 2014.*
[3] Aleksandra Tomova et al., *The Effects of Vegetarian and Vegan Diets on Gut Microbiota, 2019.*

5

장내 세균 조성을 바꾸는 것

장내 세균 조성은 어떻게 해야 바뀔까?

첫 번째는 연령이다. 유아기 때와 비교해서 박테리오데스나 비피더스균 등의 세균은 청년이 되면서 그 비율이 점점 줄어든다. 그리고 30대에서 70대에 걸쳐 대장균이나 포도구균의 비율(원래 바람직하지 않다)이 늘어나고 비피더스균 등은 더 줄어든다.

그와 함께 비타민B12 등을 합성하는 능력과 효소 합성 능력과 면역 기능이 저하되고 스트레스에 대한 반응이 커진다. 소위 말하는 유익균의 비율이 줄어들기 때문에 나이가 들수록 장내 세균이 손상을 입지 않도록 주의를 기울여야 한다.

장내 세균 조성은 식생활을 포함한 생활습관이나 스트레스, 환경 요인에 따라 변화한다. 앞에서도 설명했지만,

Chapter2
You are what you eat? —that's why your guts are on fire.

•   087

입으로 들어가는 식사가 장내 세균에 가장 큰 영향을 끼친다. 그러나 입으로 들어가는 것 중에 장내 세균에 큰 영향을 끼치는 것이 하나 더 있다. 절대 잊어서는 안 될 그것은 바로 **항생물질**이다.

장내 세균은 항생물질에 따라
돌이킬 수 없는 손상을 입을 수도 있다

항생물질은 인두염, 편도염, 기관지염, 폐렴, 급성 장염에 걸렸을 때 처방을 받는다.

항생물질은 병의 원인이 되는 세균을 박멸할 목적으로 투여하는데, 실제로는 몸 곳곳에 존재하는 공생균들에도 손상을 입힌다. 원래는 손상을 주지 말아야 하는데 말이다. 항생물질을 투여하면 단기간에 세균 조성에 변화를 준다.

한 연구에서 급성 부비강염(부비강은 코 주위 뼈의 빈 공간을 말한다. 부비강염은 '축농증'이라고도 함)에 걸린 환자에게 열흘 동안 아목시실린이라는 항생물질을 투여했을

때 장내 세균의 변화를 관찰했다.[1]

항생물질을 투여한 날의 변에는 온갖 세균이 존재한다는 사실이 확인되었다. 그러나 투여한 지 나흘째 되는 날의 변에는 투여한 날에 존재했던 비피더스균 등이 확인되지 않았고, 그 대신 2%밖에 없었던 엔테로박터가 34%나 포함되어 있었다.

항생제 투여를 마치고 24일째 되는 날에는 잃어버린 세균이 다시 돌아왔지만, 비피더스균은 검출되지 않았다. 일반적으로 항생물질을 투여했을 때 장내 세균은 3~4일 후에 이미 변동이 일어나고, 투여를 마친 후 1주일쯤 지나면 원상태로 돌아온다. 그러나 투여하기 전 상태로는 완전히 돌릴 수 없다. 6개월이 지나도 완벽한 상태로는 돌아오지 못한다.[2] 며칠 동안 투여하는 항생물질은 장내 세균에 회복이 불가능한 손상을 입힐 가능성이 있다.

1928년에 처음 항생물질(페니실린)을 발견한 후로 인류는 온갖 병원균의 공격을 막아내어 몇백만 명이나 되는 목

[1] Vincent B Young & Thomas M Schmidt, *Antibiotic-associated diarrhea accompanied by large-scale alterations in the composition of the fecal microbiota*, 2004.
[2] Les Dethlefsen & David A Relman, *Incomplete recovery and individualized responses of the human distal gut microbiota to repeated antibiotic perturbation*, 2011.

숨을 구했다. 항생물질은 병원균의 공격을 막아주는 인류의 방패다. 그러나 그중에는 항생물질이 효력을 발휘하지 못하는 세균(내성균)도 존재한다.

항생물질을 투여한 후에 다시 세균이 돌아올 때는 상대적으로 항생물질에 내성을 가진 세균의 비율이 증가한다. 그 증가하는 세균이 병원균(사람에게 해를 일으키는 균)일 경우에는 병원성을 발휘하면 치료할 방법이 없다.

그 때문에 의료 기관에서는 감염증에 걸렸을 때 항생물질을 사용하는 것에 점점 신중해지고 있다. 장내에서 일어나는 심한 변화를 알고 나면 감기에 걸린 정도로는 의료 기관에 항생물질을 달라고 가볍게 요구하지 못할 것이다.

6
장내 세균이 변화를 일으키면?

장내 세균의 비율이 바뀌면 무엇이 달라질까?

장내 세균은 대략 유익균이 20%, 유해균이 10%, 무해균이 70%를 차지한다. 무해균은 유익균이 우세할 때는 유익균 편에 서고, 유해균이 우세할 때는 유해균 편에 선다. 따라서 장내는 유익균이 미미하게 우세한 상태를 유지하고 있다.

그러나 항생물질을 투여하면 이 상황이 급변한다. 일반적으로 항생물질 내성균은 유해균에 많은데, 칸디다 등의 진균은 항생물질에게 공격을 받지 않기 때문에 그대로 남는다. 항생물질을 투여한 후에 다시 균이 증식할 때는 이들 유해균의 비율이 증가하는 경향이 있다.

장내 세균의 특정 집단을 잃게 되면 대사산물이 바뀌고 장내 환경의 아주 작은 부분이 변화한다. 유익균이 감소하

Chapter2
You are what you eat? —that's why your guts are on fire.

• 091

면 온몸에 미치는 영향이 상상보다 더 많이 나타난다.

주로 유산균이나 비피더스균은 비타민B와 비타민K의 합성을 수행한다. **비타민 합성이 저하되면 온몸의 대사에 영향을 미친다.**

지방을 분해 흡수하기 위해 간장에서 분비되는 소화액이 담즙이다. 담즙의 주성분인 담즙산은 포합이라 불리는 대사를 받고 장 속에 분비된다. 그리고 담즙산의 90% 이상은 소장에서 재흡수된다.

재흡수를 하려면 포합을 벗겨낼(탈포합) 필요가 있는데, 이 탈포합은 유산균, 비피더스균, 박테로이데스, 클로스트리디오이데스 등 장내 세균이 수행한다.

이들 세균이 감소하면 담즙산을 재흡수하지 못하게 되어 지방을 소화하고 흡수하는데 문제가 생긴다. 장내 세균은 장내 세균끼리 서로 필요한 물질을 주고받는다. 예컨대 비피도박테리움 아돌레센티스(Bifidobacterium adolescentis)라는 세균은 올리고당이나 식이섬유를 발효해서 유산과 초산을 만들어 낸다. 낙산균은 올리고당이나 식이섬유를 직접 분해하지는 못하지만, 유산과 초산을 이용할 수는 있다. 따라서 비피도박테리움 아돌레센티스는 낙산균에게 반드시 필요한 존재다.

스리슬쩍 몸속으로 들어가
있을지도 모르는 항생물질

'나는 병원도 잘 안 가니까 항생물질 때문에 생기는 장내 세균 문제랑 상관이 없겠지?' 혹시 이렇게 생각하지 않는가?

사용되는 모든 항생물질 가운데 병원에서 사용되는 항생물질은 3분의 1밖에 되지 않는다. 그렇다면 나머지 3분의 2는 어디에 사용될까? 그렇다. 바로 식용 생선이나 가축의 병을 치료하는 데 사용된다.

잔류 농도가 일정값 이하가 되면 납품이 되기 때문에 양식 생선이나 소고기, 돼지고기, 닭고기에는 어느 정도 항생물질 성분이 남아 있을 가능성이 있다. 항생물질이 직접 남지 않더라도 항생물질 내성균이 붙어 있을 수도 있다.

Chapter2
You are what you eat? –that's why your guts are on fire.

• 093

장내에서는 세포끼리 유전자를 주고받는다. 항생물질 내성 유전자를 가진 세균이 들어온다는 것은 그 유전자를 주고받음으로써 항생물질을 투여한 것과 똑같은 상황이 장내에서 일어날 가능성이 있다는 뜻이다.

양식 생선이나 식용 고기를 자주 먹는 사람은 그만큼 항생물질과 항생물질 내성균에 노출될 위험이 있다.

따라서 **항생물질을 복용한 후에 먹는 음식에 대해서는 각별히 신중을 기해야 한다.**

간단히 생각할 수 있는 방법으로는 프로바이오틱스라는 유익균을 섭취하는 것이다. 유산균, 비피더스균, 사카로미세스 등의 영양제를 먹으면 항생제를 섭취한 후에 생길 수 있는 심한 장염을 예방할 가능성이 있다는 사실이 보고되었다.[1]

그러나 그보다는 **'이 음식은 과연 유익균이 좋아할 음식인가?'** 하고 잘 생각해서 섭취하는 것이 가장 중요하다.

[1] Joshua Z Goldenberg, *Dominik Mertz & Bradley C Johnston, Probiotics to Prevent Clostridium difficile Infection in Patients Receiving Antibiotics, 2018.*

7

뇌의 염증이
몸의 불량으로 이어진다

당신이 지금 몸무게가 늘어나서 고민이라면 몸무게를 줄이지 못하는 원인은 무엇이라고 생각하는가?

'밥과 군것질을 못 참아서'라는 약한 의지가 그 원인이라고 생각한다면, 당신은 아마 앞으로도 살을 뺄 수 없을 것이다.

그리고 장내 세균을 더 이해할 필요가 있다.

장내 세균을 조성하는 면면을 살펴보면 개인마다 큰 차이가 있다. 이를 문이라는 큰 분류로 보면 '퍼미큐티스문'(락토바실러스〈유산균의 대부분〉, 클로스토리디오이데스 등)과 '박테로이데스문'(박테로이데스, 프레보텔라 등)의 세균이 90% 이상을 차지한다.

Chapter2
You are what you eat? —that's why your guts are on fire.

• 095

장내 세균은 음식에서 얼마만큼 에너지로 흡수할지를 제어한다. 이 현상은 쥐 실험으로 확인되었다. 무균 상태의 쥐에게는 먹이를 줘도 몸무게가 늘어나지 않았고 지방도 축적되지 않았다. 하지만 정상 쥐의 장내 세균을 이식했더니 먹이의 양을 줄였는데도 몸무게가 늘어나고 체지방이 60%나 증가했다.[1]

그 현상은 인간의 장내 세균에서도 확인되었다.[2]

무균 쥐에게 마른 사람의 장내 세균을 이식했을 때는 몸무게가 늘어나지 않았는데, 살이 찐 사람의 장내 세균을 이식했더니 체중이 불어났다. 그리고 장내 세균이 살을 찌우는지 빠지게 하는지는 퍼미큐티스문과 박테로이데스문의 비율에 있다는 사실이 밝혀졌다.

'비만균'의 정체는 장내 세균의 비율

비만인 사람에게 나타나는 장내 세균은 마른 사람과 비교하면 퍼미큐티스문이 20% 많고, 박테로이데스문은 90%

[1] Fredrik Backhedet al., *The gut microbiota as an environmental factor that regulates fat storage*, 2004.
[2] Peter J Turnbaugh et al., *An obesity-associated gut microbiome with increased capacity for energy harvest*, 2006.

적다고 한다.[3]

퍼미큐티스문의 세균은 식사에서 더 많은 칼로리를 추출할 수 있다. 장내의 퍼미큐티스문 비율이 높으면 그만큼 많이 먹지 않았는데도 살이 찐다. 살이 전혀 빠지지 않아도 이상한 일은 아니다.

퍼미큐티스문과 박테로이데스문의 비율에 변화가 생기면 칼로리 추출 문제에만 영향을 주는 것이 아니다. 박테로이데스는 식이섬유에서 발효하여 더 많은 단쇄지방산을 만들어 낸다.[4]

이 **단쇄지방산은 대장 안에서 염증을 일으키는 것을 막는 역할**을 한다.

박테로이데스가 적어지면 단쇄지방산의 양도 같이 저하되어 염증이 발생한다. 이 장내 염증은 장에서만 일어나고 끝이 아니다. 염증이 일어나면 염증성 사이토카인이라는 물질이 온몸에 방출되어 뇌와 지방 세포에까지 염증을 일으킨다.

[3] Peter J Turnbaugh et al., *An obesity-associated gut microbiome with increased capacity for energy harvest, 2006.*
[4] Carlotta De Filippo et al., *Impact of diet in shaping gut microbiota revealed by a comparative study in children from Europe and rural Africa, 2010.*

　　지방 세포, 특히 내장 지방은 지방이 과도하게 쌓이면 염증을 일으킨다. 장에 염증이 일어나면 지방에도 염증이 생기도록 부추긴다. 따라서 지방을 빼려면 먼저 지방에 염증이 없어야 한다. 지방 염증을 없애려면 그것을 부추기고 있는 장의 염증에 먼저 주목해야 한다.

8

식사가 일으키는 장내 세균의
혼란과 장누수증후군

현대의 식사는 당분과 지방이 풍부하다.

편의점 등에서는 에너지 밀도가 높은 식품(컵라면 등의 가공식품: 'kcal/g'의 수치가 높은 것)이 만들어져 나와 있어 누구나 가볍게 섭취할 수 있다.

에너지 밀도가 매우 높은 음식을 습관처럼 섭취하면 바로 비만으로 이어진다. 또 고당질과 고지질 식사는 장내 세균을 흐트러뜨리고, 그 결과 비만이 된다는 사실이 쥐 실험으로 밝혀졌다.[1]

실험쥐에게 고지방/고당질식과 저지방/고당질식을 주고, 대조군에게는 저지방/저당질식을 4주 동안 주어 관찰했다. 고지방/고당질식과 저지방/고당질식을 준 쥐들은 몸무게와 체지방이 증가했고, 퍼미큐티스와 박테로이데스도

---

[1] Tanusree Sen et al., *Diet-driven microbiota dysbiosis is associated with vagal reodeling and obesity*, 2017.

Chapter2
You are what you eat? —that's why your guts are on fire.

• 99

비만형 장내 세균의 비율로 증가했다.

고지방식을 하면
염증성 세균이 늘어난다

그리고 이 연구에서는 고지방/고당질식, 저지방/고당질식을 준 실험쥐의 혈액 속에 염증성 전달물질(사이토카인)이 증가한 사실이 확인되었다. 이는 식사가 체내에서 염증을 일으킨다는 증거이다.

그와 동시에 **LPS(Lipopolysaccharide: 지질 다당류)**라는 물질이 장내와 혈액 속에 증가했다는 사실도 나타났다. LPS는 그람음성균이라는 세균의 세포벽을 구성하는 성분으로 장내에서는 풍부한 것으로 확인된다. 그러나 이 LPS가 혈액 속에 들어가면 심한 염증을 일으킨다고 알려져 있다.

고지방식을 섭취하여 장내 세균이 흐트러지면, 프로테오박테리아문의 세균(캠필로박터, 녹농균 등)이 증가한다. 프로테오박테리아는 LPS를 가진 염증성 세균이다.[2] 보

[2] Na-Ri Shin, *Tae Woong Whon & Jin-Woo Bae, Proteobacteria: microbial signature of dysbiosis in gut microbiota*, 2015.

통은 혈액 속에 LPS가 침입하지 않도록 장의 세포들 사이는
굳게 자물쇠가 걸려 있다. 그러나 장내에 LPS가 증가하면
그 자물쇠가 열려 장누수증후군을 일으킨다. 장누수증후군
이 일어나면 열린 틈을 타고 LPS가 체내로 흘러들어와 염증
을 일으킨다.

혈액 속으로 흘러들어간 이 LPS가 비만과 크게 관련이
있다.

성인 남성을 대상으로 한 연구에서 LPS 농도가 높은 사
람은 에너지 섭취량이 많다는 사실이 확인되었다.[3] 그리고
LPS의 증가는 식욕 증진과 체중 증가로 연결되는데, 이 메커니즘
은 장과 뇌의 밀접한 관계와 관련이 있다.

---

[3] Jacques Amar et al., *Energy intake is associated with endotoxemia in apparently healthy men, 2008.*

Chapter2
You are what you eat? —that's why your guts are on fire.

・ 101

9

뇌와 대화하는 장 – '장뇌상관'

외과 의사는 장을 그저 '음식이 지나가는 길'이라고 생각한다는 이야기는 처음에 소개했다.

사실 장이 소화 흡수만 수행하는 독립된 기관이라는 생각은 외과 의사들만 하는 것은 아니다. 현대 의학에서는 각장기가 독립된 기관으로써 존재하고, 각자 독립해서 임무를 수행한다고 본다.

그 때문에 뇌는 뇌 전문의가, 심장은 심장 전문의가, 폐는 폐 전문의가 각각 다룬다. 그러나 이 생각은 이미 시대에 뒤처졌다는 인식이 점점 자리 잡고 있다.

특히 장과 뇌는 밀접한 관련이 있어서 '장뇌상관(腸腦相關)'이라는 말이 의학 논문에도 실릴 정도다. **장에는 면역 시스템 중 70%가 배치되어 있는데**, 마찬가지로 신경 조직도 많이 배치되어 있다. 장의 신경 세포 수는 5천만에서 1억에 이르며, 이는 척수의 신경 세포 수와 맞먹는다.

그래서 장은 '제2의 뇌'라고 불리기도 한다. **장과 뇌는 항상 신경을 통해 직접 대화를 나누고, 호르몬이나 메신저를 이용해 교신한다.**

그리고 비만의 원인으로는 장내 세균이 만들어 내는 LPS가 중요한 역할을 한다.

장내 세균이 흐트러지면
뇌의 기능도 흐트러진다

'미주신경'은 뇌와 장을 연결하는 뇌신경이다.

미주신경은 음식 섭취, 특히 식사량을 제어할 때 중요한 임무를 수행한다. 또한 뇌에서 오는 자극을 장관에 전달하는 신경이면서, 동시에 장에서 오는 자극도 뇌로 전달한다.

장에는 장 상피세포 외에도 '장 신경내분비 세포'가 존재한다. 장 신경내분비 세포는 각종 신경전달물질을 분비한다. 이 세포는 '만복 펩티드'라고도 하는 '콜레시스토키닌'을 분비하는데, 이 물질은 포만감을 느끼는 소화관 호르몬이다.

콜레시스토키닌은 장에 존재하는 영양소의 양과 질에 관한 정보를 미주신경을 통해 뇌로 전달한다. 온몸에 염증을 유발하는 LPS가 장에서 유입되면, 이 콜레시스토키닌 때문에 생긴 포만감을 느끼기 어렵게 만든다. LPS 때문에 장에서 뇌로 전달되는 메시지가 흐트러진 결과, 식욕이 좋아져 비만을 유발하는 것이다. **장내 세균이 유발하는 LPS 때문에 우리는 뇌의 기능이 흐트러지고 만다.**

그럼 장내 세균 때문에 생기는 LPS가 장에 염증을 일으키는 것을 막을 방법은 없을까?

이것도 사실 장내 세균이 중요한 열쇠를 쥐고 있다. **장내 세균이 만들어 내는 단쇄지방산, 특히 낙산은 장의 염증을 억제하고 LPS 때문에 일어나는 장누수증후군을 개선하는 작용을 한다.**[1] 장내 세균이 낙산을 만들려면 식이섬유를 원료로 써야 한다. **현대식에서 부족하기 쉬운 식이섬유를 섭취하지 않으면 장의 염증은 개선되지 않는다. 장의 염증을 해결하는 식이섬유를 섭취하는 것도 다이어트에 필요하다.**

[1] Luying Peng et al., *Butyrate enhances the intestinal barrier by facilitating tight junction assembly via activation of AMP-activated protein kinase in Caco-2 cell monolayers, 2009.*

10

장을 개선해서
내장 지방을 줄여라

　지방 세포는 그 안에 중성지방을 쌓아둘수록 염증성 전달물질(사이토카인)을 방출한다.

　지방 세포에 과도하게 쌓여 있던 중성지방이 빠져나가 원래 크기로 돌아가서 염증이 사라지면 다이어트에 성공했다고 할 수 있다.

　장누수증후군이 장에서 생기면 체내 곳곳에 염증이 일어난다.

　물론 지방 세포도 그 영향을 받아 염증을 지속적으로 일으키게 된다. 장누수증후군에 걸린 상태에서는 당연히 장내 세균 조성도 흐트러진다. 다이어트를 한다고 칼로리에만 신경 써 봤자 장내 세균이 흐트러진 상태에서 장누수증후군이 개선되지 않으면 살이 전혀 빠지지 않을 가능성도 있다.

Chapter2
You are what you eat? —that's why your guts are on fire.

•   105

장내 세균의 균형이 무너져서 장누수증후군을 일으키는 원인으로는 당질과 지질이 과도하게 많은 식사나 항생물질만 있는 것이 아니다.

스트레스 상태도 장누수증후군을 일으킨다. 한 연구에서 사람들 앞에 나가 발표(가벼운 스트레스 상태)를 하기만 해도 장누수증후군이 유발된다는 사실이 증명되었다.[1]

이는 스트레스 호르몬인 코르티솔의 영향으로 추측된다. 동물 실험에서는 이 **코르티솔이 높으면 유산균이나 비피더스균 등 유익균이 감소**한다는 사실이 증명되었다. 만성적으로 스트레스에 노출되어 있는 사람은 계속 장누수증후군 상태에 있을지도 모른다.

다이어트를 하겠다는 사람 중에는 스트레스 해소를 과제로 삼아야 할 사람도 있을 것이다.

그 밖에도 장누수증후군을 유발하는 요인으로는 알코올, 카페인 음료, 착색제, 방부제, 산화 방지제 등의 식품 첨가물, 우유나 유제품 섭취, 비스테로이드성 항염증제나 피임용 호르몬(필) 등의 약, 수은, 납 등의 중금속 축적 등 다양하다.

[1] Tim Vanuytsel et al., *Psychological stress and corticotropin-releasing hormone increase intestinal permeability in humans by a mast cell-dependent mechanism*, 2014.

결국 **고작 다이어트로 끝내지 않고, 전반적인 생활 스타일의 향상을 의도해서 다이어트에 임할 필요가 있다**는 것이다.

장누수증후군이나 만성 염증을 일으키는 지방 세포는 안 보이는 곳에서 몸에 중대한 문제가 하나 더 일어나고 있다. 그것은 **인슐린 저항성이라는 호르몬 이상**이다.

이 **인슐린이라는 호르몬은 혈당치를 낮추는 호르몬**으로 인식되고 있는데, 또 다른 중요한 역할을 갖고 있다. **인슐린은 '지방 축적 호르몬'이라고도 불리어 체내에 지방을 축적하는 유일한 호르몬**이다.

이 인슐린의 활동에 이상이 생긴 상태가 인슐린 저항성이다. 지방 축적과 관련된 호르몬에 이상이 생겼으니 비만에 큰 영향을 준다는 사실은 쉽게 추측할 수 있다.

다음 장에서는 인슐린을 비롯하여 비만일 때 생기는 다양한 호르몬 이상에 대해 설명하겠다.

제 **3** 장

현대인이 살을 빼기
힘든 이유는
호르몬 이상 때문

● Chapter3
Hormonal imbalances might be stopping you from losing weight.

1

현대인은 가공식품을
너무 많이 먹는다

현대인의 식생활은 탄수화물의 비율이 높다는 특징이
있다.

섭취 칼로리는 1975년에 정점을 찍고 사실 매년 내려가
고 있지만, 섭취 칼로리에서 탄수화물이 차지하는 비율은
변함없이 약 60%나 된다. 현대인이 먹는 탄수화물의 내용
이 매년 바뀌고 있다는 뜻이다.

현대에는 **쌀이나 감자를 먹는 비율이 줄어들고 빵, 파스타 그
리고 편의점 등에서 가볍게 구할 수 있는 다양한 가공식품의 비중
이 점점 늘어나고 있다.** 도시락, 반찬, 과자, 아이스크림…. 모
두 잘 가공된 식품들이다.

비만의 비율이 점점 올라가고 있다는 현재 상황을 생각
해 보면, 그러한 식생활의 변화가 비만에 어떠한 영향을 준
다는 사실도 쉽게 추측할 수 있다.

Chapter3
Hormonal imbalances might be stopping you from losing weight.

• 109

가공식품에는 다양한 첨가물이 들어간다.

포장 뒷면을 한번 보면 한두 줄에서 성분 표시가 끝나는 식품이 적고, 잘 모르는 물질이 대량으로 들어가 있다. 이를테면 보존료, 유화제, 착색량 등등이다.

단순히 '간장'이라고 쓰여 있어도 화학적으로 합성된 것이 대부분이다. 간장 드레싱 등에는 자세한 표시 의무가 없기 때문에 식품 전체 가운데 첨가물이 어느 정도 들어 있는지 알 수 없다.

구입하기 전에 성분 표시를 보고 '우리는 이런 걸 맛있다면서 먹고 있구나' 하는 생각을 하기 바란다.

나도 전에는 피곤하면 초콜릿을 사먹고 저녁 수술이 끝나면 센베이를 먹었다. 건강에 좋다며 100% 과일 주스를 마셨고 칼로리를 줄여야 한다며 제로 칼로리 탄산음료를 마셨다. 건강을 생각할 기회도 없이 그대로 생활했다면 어떻게 되었을까?

생각만 해도 끔찍하다.

그러나 현대인들은 대부분 가공식품을 신경도 쓰지 않고 매일 섭취한다.

아연이 부족하면 병에 걸릴 위험이 높아진다

식품은 가공 정도에 따라 그룹1에서 그룹4까지 나눌 수 있다.

그룹1은 자연 그대로의 식품이다. 채소, 과일, 달걀, 우유, 식용 고기 등 아무런 가공을 하지 않은 식품을 말한다.

그룹2는 씨를 짠 기름, 우유로 만든 버터, 사탕수수나 옥수수에서 정제한 설탕, 바닷물로 만든 소금, 콩을 발효해서 만든 간장처럼 식품으로 이용하기 쉽도록 정제한 것들이다.

그룹3은 그룹1과 그룹2를 조합해서 만든 식품인데, 가정에서 만드는 음식은 대부분 여기에 해당한다. 그리고 그룹4에는 고도 가공식품이라고 불리는 청량음료, 스낵, 가공육제품, 조리한 냉동식품 등 우리가 슈퍼나 편의점에서 자주 보는 식품 대부분이 들어간다. 이 고도 가공식품을 섭취하는 사람은 비타민B군이나 아연 등이 부족해진다.[1]

아연은 면역력과 관계가 있는 중요한 미량 원소다. 그리고 고도 가공식품을 섭취한 사람은 심혈관 질환과 모든 원

---

[1] Raphaela Cecilia The Maia de Arruda Falcao et al., *Processed and ultra-processed foods are associated with high prevalence of inadequated selenium intake and low prevalence of vitamin B1 and zinc inadequacy in adolescents from public schools in an urban area of northeastern Brazil, 2019.*

Chapter3
Hormonal imbalances might be stopping you from losing weight.

• 111

인에 따른 사망 위험이 올라가며,[2] 모든 암과 유방암 위험이 커진다는 사실[3] 등이 보고되었다. 그리고 비만이 될 위험 또한 크다.[4]

호르몬 이상을 일으키는 외식 생활

그렇다면 고도 가공식품을 먹는 것이 왜 비만으로 이어질까?

그 원인 중 하나로는 가공식품에 **내분비 교란 물질이 들어 있어 호르몬 이상을 일으키기 때문이 아닐까 추측된다.** 내분비 교란 물질이란 몸의 내분비계를 방해하는 물질인데, 인간과 야생 생물 모두에게 발생하고 생식하는 문제가 있으며 신경이나 면역에 악영향을 미칠 가능성이 있는 물질이다.

남성 호르몬이라 불리는 안드로겐과 여성 호르몬이라 불리는 에스트로겐의 활동에 영향을 주고 불임, 전립선암, 유방암, 비만, 당뇨병, 면역부전 등을 일으킨다는 사실이

[2] Bernard Srour et al., *Ultra-processed food intake and risk of cardiovascular disease: prospective cohort study(NutriNet-Sante),* 2019.

[3] Thibault Fiolet et al., *Consumption of ultra-processed foods and cancer risk: results from NutriNet-Sante prospective cohort,* 2018.

[4] Shanti Velmurugan et al., *Dietary nitrate improves vascular function in patients with hypercholesterolemia: a randomized, double-blind, placebo-controlled study,* 2016.

보고되었다.[5]

프탈산에스테르는 플라스틱을 유연하게 만들 때 사용되는데, 식품 접촉 재료(플라스틱이나 재생 상자에 들어 있는 식품 포장 등), 퍼스널 케어 제품, 의료용 튜브 등에 사용된다. 미국에서 한 조사에 따르면, 외식(밖에서 음식을 사서 먹는 것) 비율이 높은 사람은 집에서만 식사하는 사람에 비해 55% 더 많은 프탈산에스테르가 몸속에 축적되어 있다는 사실이 보고되었다.[6]

이러한 경향은 젊은이들일수록 더 두드러졌다. 우리나라도 마찬가지다.

외식을 많이 할수록 플라스틱에 닿는 식품을 먹을 빈도가 높아진다. 편의점에서 도시락을 사서 전자레인지에 가열할 때마다 플라스틱 포장에서 프탈산에스테르가 녹아 나온다. **편의점 중심으로 식생활을 때우는 젊은이들은 호르몬에 이상이 생길 위험이 크다는 뜻이다.** 주변에 있는 어른들이 그 위험성을 알려줘야 한다.

[5] Leonardo Trasande et al., *Estimating burden and disease costs of exposure to endocrine-disrupting chemicals in the European union, 2015.*
[6] Julia R Varshavsky et al., *Dietary sources of cumulative phthalates exposure among the U.S. general population in NHANES 2005-2014, 2018.*

Chapter3
Hormonal imbalances might be stopping you from losing weight.

・ 113

2
지방을 쌓는 호르몬

비만과 가장 밀접한 관련이 있는 호르몬은 인슐린이다. **인슐린이란 췌장에서 분비되는 호르몬인데, 일반적으로 혈당을 낮추는 호르몬**으로 인식된다. 몸속으로 당분(포도당)이 들어오면 그 자극을 받고 췌장에서 분비된다. 보통은 체내에 당분이 흡수되어도 바로 인슐린이 작용하여 혈당을 낮춰주기 때문에 혈액 속에 혈당치는 거의 일정하게 유지된다.

혈당치를 바로 상승시키는 것 중에 가장 먼저 떠오르는 것은 설탕이다.

그러나 실제로는 밥이나 빵이 혈당치를 상승시키는 효과가 더 높다. 식품마다 혈당치를 얼마나 상승시키는지 그 정도를 수치화한 것이 '글리세믹 지수(glycemic index)', 일반적으로는 GI값이라고 부른다. GI값은 식품 50g을 먹었을 때 혈당이 오르는 정도를 포도당 50g을 섭취했을 때와 비교하여 계산한 것이다. 참고로 포도당의 GI값은 100이다.

같은 당질이라도 종류에 따라 흡수율이 다르기 때문에 그에 따른 혈당치 상승 속도도 달라진다. **설탕의 GI값은 60으로 포도당보다 더 낮지만 흰 빵은 GI값이 89, 흰쌀은 76이다. 실제로는 빵이나 쌀이 설탕보다 혈당치를 더 상승시킨다.**

당질이 몸에 들어오면 췌장이 곧바로 일하기 시작한다. 그리고 장에서 당이 흡수될 때마다 췌장에서는 인슐린이 분비된다.

그렇다. 당신이 간식으로 초콜릿이나 찐빵이나 과자를 살짝 집어 들어 먹을 때마다 췌장은 팽팽 돌아가며 일을 한다. 오전에 일하다가 잠깐 먹는 군것질, 오후에 먹는 과자, 저녁 식사 후에 먹는 간식 등 삼시 세끼 외에 먹는 것들 때문에 인슐린이 체내를 열심히 돌아다니는 것이다.

인슐린의 활동이 비만을 만드는 이유

인슐린은 '혈당치를 낮추는 호르몬'이라는데, 왜 비만과 관련이 있는지 이해가 가지 않을 것이다.

Chapter3
Hormonal imbalances might be stopping you from losing weight.

• 115

혈액 속의 당은 인슐린이 활동한 덕분에 세포 속으로 들어간다. 혈액에서 세포로 이동하기 때문에 혈당치가 내려가는 것이다.

세포의 대사에 필요한 양보다 더 많은 당이 존재하는 경우에는 간장과 근육에서 글리코겐이라는 형태로 쌓인다. 그러나 **글리코겐으로 쌓이는 양은 간장에 100g, 근육에 500g 정도밖에 되지 않아서 이 이상 과도하게 흡수한 당은 간장에서 지방(중성지방)으로 바뀐다. 인슐린은 간장에서 지방을 합성하는 것을 촉진하여 지방 세포에 지방을 쌓는 일도 한다.** 그래서 '지방 축적 호르몬'이라고도 불린다고 앞에서 설명한 것이다.

과하게 흡수한 당과 인슐린 때문에 지방 세포 속에 점점 중성지방이 쌓이기 때문에 비만이 발생하는 것이다.

인슐린의 활동이 없다면 지방이 쌓일 일은 없다. 그래서 다이어트를 하려면 인슐린의 활동에 주목해야 한다.

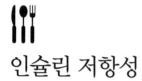

인슐린 저항성

인간의 몸은 반복해서 일어나는 자극에 과잉 반응을 하지 않도록 하는 메커니즘이 존재한다.

　가장 알기 쉬운 예는 약이다. 진통제나 설사약이나 수면제 등은 처음에는 효과가 있어도 반복해서 사용하면 효과를 느끼기 어려워진다. 약이나 체내의 신경전달물질, 호르몬 등은 세포에 작용할 때 '수용체'라 불리는 부분으로 결합해서 반응한다.

　체내에서 많아진 물질에 대해 몸은 그 수용체의 수를 줄여서 세포에게 자극이 전달되기 어렵도록 반응한다. 이 현상을 **'다운 레귤레이션(하향 조절)'**이라고 한다. 이는 특정 자극에 세포가 계속 노출되지 않도록 하는 생태 방어 메커니즘이다.

Chapter3
Hormonal imbalances might be stopping you from losing weight.

• 117

현대인들은 심심하면 무언가를 먹는다.

그리고 우리가 먹는 것들에는 대부분 당분이 들어 있다. 먹을 때마다 인슐린이 분비된다는 말이다. 하루 종일 인슐린이 분비되면 인슐린이라는 호르몬에 대해서도 다운 레귤레이션이 작동한다.

세포는 인슐린의 수용체 수를 줄여서 인슐린의 자극을 받기 어렵게 한다.

그 결과, 세포 내에 들어갈 수 없게 된 당분은 혈액 속으로 흘러나간다.

췌장은 혈당치가 높기 때문에 인슐린을 더 분비하게 되고, 결과적으로는 당분도 인슐린도 혈액 속에서 높아지게 된다.

이 상태를 인슐린 저항성이라고 부른다. 인슐린 저항성이 생기면 식후에 혈당치가 내려가기 어려워진다. 건강 검진에서 혈당치가 높게 나온 사람은 인슐린 저항성을 갖고 있다는 뜻이다. 그리고 이 인슐린 저항성이 극단적으로 나빠서 걸리는 병이 바로 당뇨병이다.

식후에 졸음이 쏟아지거나
입이 심심한 사람은 저혈당일 수도

인슐린 저항성이 일어나면 몸속의 혈당과 인슐린이 어떤 변화를 일으키는지 살펴보자.

보통은 식사를 섭취하면 혈당치가 상승하는데, 이 순간에 인슐린이 분비되어 바로 혈당치가 내려간다. 이 반응은 단시간에 일어나기 때문에 식후에 혈당치를 측정해도 거의 변화는 없다.

그러나 인슐린 저항성 상태에는 인슐린 분비 반응이 늦어서 효과가 나타나기까지 시간이 걸리기 때문에 혈당치는 올라가고 만다.

몸은 올라간 혈당치를 낮추기 위해 인슐린을 더 분비한다. 많아진 인슐린은 서서히 혈당을 낮추기는 하지만, 인슐린이 필요한 양 이상으로 분비되었기 때문에 혈당이 정상 수준보다 훨씬 더 낮아지는 현상을 경험한다.

이 상태를 '반응성 저혈당'이라고 하는데, 이때는 **어지럽거나 몸이 축 처지거나 손이 저리는 감각**이 생긴다.

Chapter3
Hormonal imbalances might be stopping you from losing weight.

• 119

점심을 먹고 졸음이 쏟아지는 사람도 있을 것이다. 그런 사람은 이 반응성 저혈당일 가능성이 있다. 반응성 저혈당은 식후 2~3시간 동안에 일어나기 때문에 **밥을 먹은 후라 배가 고프지 않을 텐데도 자꾸 입이 심심한 사람은 인슐린 저항성 상태일 가능성**이 있으니 주의가 필요하다.

4
인슐린 저항성이 뜻하는 것

인슐린 저항성 상태에서는 각 세포들의 인슐린 감도가 저하되어 있기 때문에 당분은 세포로 들어가지 않고 혈액을 떠돈다. 그러나 지방 세포는 오히려 감도가 떨어지지 않는다. 그래서 인슐린은 지방 세포에 적극적으로 작용하여 지방을 축적한다.

그 결과, 인슐린 저항성은 비만을 일으킨다.

인슐린 저항성이 존재하면 비만 위험이 높다는 사실은 전부터 연구에서 지적되었다.[1]

그리고 비만이 진행되면 인슐린 저항성은 더 악화되어 악순환에 빠진다. 내장 지방이 많이 쌓인 사람은 아무리 많이 먹어도 식사를 하고 한참 지나면 '반응성 저혈당'을 일으켜서 또 배가 고파진다. 비만은 해소되지 않고 도돌이표가 되는 것이다.

[1] D J Pettitt et al., *Insulinemia in children at low and high risk of NIDDM*, 1993.

Chapter3
Hormonal imbalances might be stopping you from losing weight.

• 121

사실 **인슐린 저항성은 어느 용어를 달리 부르는 말**이다. 아마 이 용어가 여러분에게는 더 친숙할 것이다. 그 용어는 바로 **'메타볼릭 신드롬'** 흔히 말하는 '대사 증후군'이다. 대사 증후군은 내장 비만, 고혈압, 지질이상증, 내당능장애 등의 특징을 가지며 심장병을 발병할 위험이 높은 상태다.

대사 증후군은 인슐린 저항성이 일어날 때 발생한다.[2] 내장 지방과 간장 지방이 늘어나는 증상은 단순히 지방이 많은 것에서 그치지 않는다. 미래에 중대한 건강 피해를 입힐 초기의 사인인 것이다.

심장병, 당뇨병, 암 등의 질환은 현대에는 체내에 발생한 만성 염증 때문에 일어나는 것으로 추측된다. 그리고 만성 염증을 일으키는 원인 중 하나가 인슐린 저항성이다.[3] 인슐린 저항성을 개선할 수 있다면, 염증이 개선되어 심장병, 당뇨병, 암 등의 치료로 이어지지 않을까 기대하는 연구가 진행되고 있다.[4]

[2] Danielle Lann & Derek LeRoith, *Insulin resistance as the underlying cause for the metabolic syndrome, 2007.*

[3] Etan Orgel & Steven D Mittelman, *The links between insulin resistance, diabetes, and cancer, 2013.*

[4] Andrew M F Johnson, Shaocong Hou & Pingping *Li, Inflammation and insulin resistance: New targets encourage new thinking: Galectin-3 and LTB 4 are pro-inflammatory molecules that can be targeted to restore insulin sensitivity, 2017.*

마른 체형도 안심할 수 없는 인슐린 저항성

인슐린 저항성과 비만의 관계는 이해했으리라 생각하는데, 마른 사람이라고 무조건 안심할 수는 없다.

동양인은 서양인과 비교해서 비만이 아주 적지만, 인슐린 저항성 비율은 결코 낮지 않다. **BMI값이 25 미만인 사람이더라도 인슐린 저항성을 나타내는 사람이 존재한다.** 특히 말랐지만 간장에 지방이 붙어 있는 사람은 인슐린 저항성을 나타낸다.[5]

인슐린 저항성은 미래에 심각한 건강 피해를 입힐 위험 인자이다.

마른 사람이든 살이 찐 사람이든(물론 살이 찐 사람은 특히 더) 인슐린 저항성을 일으키지 않도록 생활 스타일에 주의를 기울이는 것이 건강하게 오래 사는 비결이라고 해도 과언은 아니다.

[5] Satoshi Kadowaki et al., *Fatty Liver Has Stronger Association With Insulin Resistance Than Visceral Fat Accumulation in Nonobese Japanese Men, 2019.*

Chapter3
Hormonal imbalances might be stopping you from losing weight.

· 123

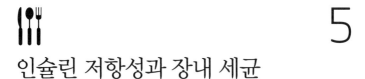

5
인슐린 저항성과 장내 세균

인슐린 저항성과 관련하여 한 가지 더 주목해야 할 점이 있다. 그것은 바로 장내 세균의 변화다. 앞에서 장내 세균의 변화와 장누수증후군과 만성 염증의 관계에 대해 설명했는데, 만성 염증과 관련된 인슐린 저항성은 장내 세균의 변화와도 밀접한 관련이 있다. [1][2]

당뇨병은 인슐린 저항성의 병적 상태이다.

당뇨병 환자와 건강한 사람은 장내 세균 조성이 완전히 다르다는 사실이 계속 보고되어 왔다. [3] 당뇨병 환자는 염증을 일으키기 쉬운 특정 세균이 증가하고 장에 염증을 일으키는 LPS가 상승한 상태이기 때문에 인슐린 저항성이 일어난다고 추측된다. [4] 그 말인즉슨, 장내 세균을 제어하면

[1] Negar Naderpoor et al., *Faecal Microbiota Are Related to Insulin Sensitivity and Secretion in Overweight or Obese Adults, 2019.*
[2] Irina Ciubotaru et al., *Significant differences in fecal microbiota are associated with various stages of glucose tolerance in African American male veterans, 2015.*
[3] Junjie Qin et al., *A metagenome-wide association study of gut microbiota in type 2 diabetes, 2012.*
[4] Nadja Larsen et al., *Gut microbiota in human adults with type 2 diabetes differs from non-diabetic adults, 2010.*

당뇨병과 인슐린 저항성을 개선할 수 있지 않을까 하는 생각이 자연스레 나올 수 있다.

타인의 대변으로 장내 세균을 바꿀 수 있다?

대변이식술은 2013년에 발표된 치료법이다.[5] 병적인 장내 세균 조성을 갖게 된 장염 환자(클로스트리디움 장염)는 항생물질이 듣지 않는다. 이렇게 치료가 듣지 않는 환자에게 **'정상적인 사람의 대변'을 이식(튜브를 이용해 장 속으로 주입)했더니 93.8%의 환자가 치유되었다**고 하는 충격적인 결과가 보고되었다. 이식 후에는 장내 세균의 다양성(종류)이 회복되어 이식한 변과 비슷한 장내 세균 조성으로 바뀌었다고 한다.

대변을 이식해서 인슐린 저항성을 개선하는 효과가 정말 있을까?

이에 관해 실제 사람을 대상으로 실험한 연구가 있다. BMI 30kg/㎡ 이상, 혹은 허리둘레가 102cm 이상, 혹은 당

[5] Els van Nood et al., *Duodenal infusion of donor feces for recurrent Clostridium difficile*, 2013.

Chapter3
Hormonal imbalances might be stopping you from losing weight.

•   125

뇨병 대사 증후군에 걸린 남성 9명에게 날씬한 사람의 대변을 코로 장까지 연결한 튜브를 통해 6주 동안 이식했다. 그 결과 인슐린에 대한 감도는 명확히 개선되었다.[6]

동시에 **대변 속에 지방산을 산생하는 낙산균이 증가**했다.

낙산이란 장에게 아주 중요한 지방산이다. 장내의 산성도를 조절하거나 장 상피세포의 영양이 되거나 장의 염증을 개선하는 물질이며 혈류를 타고 뇌로 가서 장내 환경이 어떤지 전달하는 메신저 역할도 한다.

낙산균이 증가했다는 것은 대변 이식으로 유익균이 증가했다는 것을 명확히 나타내는 증거다.

인슐린 저항성이 개선되었다는 것은 비만에 대해서도 효과를 기대할 수 있다는 것 아닐까?

다음에는 대변 이식으로 비만 치료가 가능한지 살펴보도록 하겠다.

[6] Anne Vrieze et al., *Transfer of intestinal microbiota from lean donors increases insulin sensitivity in individuals with metabolic syndrome, 2012.*

좋은 변을 먹으면 살이 빠진다?

6

변을 이식한다니, 대체 무슨 뜻일까?

유익균 영양제가 있는데, 그 안에는 대체로 캡슐 하나당 10~1,000억 개의 유익균이 들어가 있다. 한편 대변에는 1㎖당 1조 개 이상의 균이 들어 있다. 30~50㎖의 대변을 징 속에 직접 주입하면 차원이 다른 세균을 넣게 되어 말 그대로 균을 이식하는 것이나 마찬가지다.

대변 이식으로 인슐린 저항성이 개선되었다는 사실이 인정되었으니 다이어트도 가능하지 않을까?

그런 기대를 안고 비만인 사람 22명을 대상으로 연구를 한 적이 있었다. 한쪽에는 마른 사람의 대변이 들어 있는 캡슐(현재는 대변을 직접 넣지 않고 캡슐로 만든다. 균의 양을 확보하기 위해 한 번에 마시는 양은 30캡슐로 설정)이나 혹은 얼핏 봤을 때 구분이 되지 않는 플라세보 캡슐을 8

Chapter3
Hormonal imbalances might be stopping you from losing weight.

• 127

주 동안 마시게 했다. 다이어트 효과를 기대했지만, 12주 후에는 장내 세균이 바뀌었다는 결과(세균 조성이나 담즙 조성)만 얻었고 몸무게는 줄어들지 않았다.[1]

임시방편으로는 근본적으로 건강한 장이 될 수 없다

이 책을 집필하는 시점에는 그 밖에도 대변 이식에 따른 감량 효과를 확인하기 위한 여러 실험이 이루어지고 있다.

그래서 아직 대변 이식이 다이어트에 효과가 없다고 결론 짓는 것은 시기상조라고 생각하지만, 그렇게 호락호락 하지는 않으리라는 것이 솔직한 심정이다.

단기적으로는 날씬한 사람의 대변을 장내에 주입하면 인슐린 저항성이 개선되어 살이 찌기 어려운 상태가 된다. 그러나 그것은 어디까지나 인슐린 저항성이 조금 개선되었을 뿐이지, 인슐린 저항성이 아예 사라진 것은 아니다.

대변에 비해 균의 양이 적은 영양제를 장의 상태가 개선

[1] Jessica R Allegretti et al., *Effects of Fecal Microbiota Transplantation With Oral Capsules in Obese Patients*, 2020.

된다고 믿고 복용해도 개선되는 사람은 매우 드물다. 시중에 파는 유익균 영양제에는 다양한 첨가물이 더해져 있는 것이 많다. 영양제는 엄선해서 선택해야 하고, 정말 건강에 좋은지는 충분히 알아볼 필요가 있다.

대변 속에는 매일 장내 세균의 약 절반이 살아 있는 채로, 혹은 죽은 채로 배출된다.

그래서 장 속에서는 매일 대량으로 새로운 세균이 생겨난다. 당연히 새로 생기는 세균은 지금까지 상내에 있던 세균이라서 밖에서 들어온 세균이 바로 증식할 수는 없다. 그만큼 장내 세균의 세력 싸움은 힘겨운 것이다.

애초에 '나쁜' 장내 세균 조성은 어떻게 완성되었을까?

그것은 그 사람 자신의 '나쁜' 생활습관이다. 좋은 약을 복용하기만 해도 바뀌는 것은 일시적일 뿐이지 장기적으로 바뀌려면 근본적인 대책이 필요하다는 사실이 증명된 것이라고 생각한다.

Chapter3
Hormonal imbalances might be stopping you from losing weight.

• 129

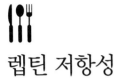

7

렙틴 저항성

먹고 또 먹어도 계속 먹고 싶다.

배는 부른데 식욕을 누를 수 없다.

그럴 때는 포만감을 제어하는 호르몬에 이상이 생겼을 가능성이 있다.

인간이 포만감을 느끼는 조직은 머릿속의 시상하부라는 부위에 존재하며 만복중추라 불린다. 만복중추에 자극을 주는 호르몬은 장에서 분비되는 호르몬(콜레시스토키닌, 펩티드 YY, GLP-1 등)과 지방 세포에서 분비되는 호르몬인 렙틴이 있다.

포만감 호르몬은 너무 많으면
일을 하지 않는다?

렙틴은 섭식과 에너지 소비를 조절하는 주요한 인자이기 때문에 예전에는 비만의 원인 유전자가 발견되었다며 주목을 받았다.

다시 말해 펩틴을 외부에서 투여하면 포만감이 빨리 들기 때문에 식사 섭취량이 줄어들어 살이 빠진다고 생각했다. 그러나 실제로 실험해 봤더니, **렙틴을 외부에서 투여해도 살이 전혀 빠지지 않았다.** 그도 그럴 것이 **실제로 비만인 사람은 렙틴이 부족하기는커녕 오히려 더 많다.** 렙틴의 값은 크지만 그냥 놀고 있는 것이다.

앞에서 나왔던 인슐린의 활동이 나빠져서 오히려 값이 상승하는 인슐린 저항성과 똑같은 현상인데, 이번에는 렙틴 저항성이라고 부른다.[1]

비만인 사람은 렙틴 저항성 상태인데, 렙틴이 뇌의 만복 중추에 잘 전달되지 않아 포만감을 느끼지 못하고 계속 식욕이 생기는 것이다.

---

[1] Bo Kyung Koo, *The Differential Association between Muscle Strength and Diabetes Mellitus According to the Presence or Absence of Obesity*, 2019.

Chapter3
Hormonal imbalances might be stopping you from losing weight.

• 131

염증과 면역력 저하를 일으키는
렙틴 저항성

렙틴 저항성이 일어나는 원인 또한 염증과 관련이 있다.

렙틴 스스로가 염증을 일으키는 물질(염증성 사이토카인)이기도 하다. 고당질식이나 고지방식 등을 하면 지방 조직에 염증이 일어난다. 그와 동시에 지방 세포에서 렙틴이 분비되어 온몸에 염증이 생긴다.

렙틴은 면역을 조절하는 기능도 맡고 있다.

렙틴의 기능이 나쁘면 면역력이 떨어진다는 것이다. 이는 비만이라는 사실이 면역력을 떨어뜨리는 요인이 될 수 있다는 사실을 나타낸다.

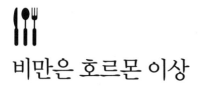

8

비만은 호르몬 이상

단기적으로 다이어트에 성공한 사람은 어느 정도 의지가 강한 사람이고, 대부분은 실패로 끝난다. 이는 몸이 살이 빠지는 것을 강하게 거부하기 때문이다.

몸에는 먼 옛날부터 '살이 빠지는 것은 생존 위기'라는 프로그램이 유전자에 새겨져 있다. 그래서 살이 빠지면 식욕을 증대시켜 음식을 먹도록 만들어져 있다. 여기서 식욕을 돋우는 호르몬이 **그렐린**이다.

그렐린은 1999년에 일본의 연구자가 발견한 비교적 새로운 호르몬이다.

그렐린은 주로 위와 소장의 전반부에서 분비되어 위장을 잘 움직여서 '배가 고프다'라는 어필을 한다. 이 사인이 나오면 우리는 '왠지 배가 고픈데?' 하고 느끼게 된다.

식사를 하면 그렐린은 저하된다. 그러나 그렐린의 자극을 억제하는 힘이 강한 것이 바로 탄수화물이다. 식사 마지막에 탄수화물을 먹지 않으면 왠지 찜찜해서 술을 마신 후에 라면이 땡기는 것은 이 그렐린의 활동을 미처 막지 못했기 때문이다.

인간의 몸은
아침 식사가 필요 없다?

그렐린이 상승하면 먹고 싶다는 욕구가 일어난다.

그렇다면 그렐린은 정말 공복과 관련해서 컨트롤되고 있을까? 사실 그렇지 않다.

33시간 동안 아무것도 먹지 않은 후에 그렐린의 값을 측정한 실험이 있다.[1]

그러자 가장 배가 고파야 할 시간인 33시간 후에 그렐린 값이 가장 적다는 결과가 나왔다. 그 후에도 계속 절식을 한 채 시간 단위로 관찰했더니, 점심인 12시, 저녁인 7시, 그리고 이튿날 아침 7시에 자연스레 그렐린의 수치가 상승

[1] G Natalucci et al., *Spontaneous 24-h ghrelin secretion pattern in fasting subjects: maintenance of a meal-related pattern*, 2005.

한 것을 확인했다.

'배고프다'라는 감각은 실제로 공복과는 상관이 없고, 습관적으로 특정 시간이 되면 유발된다는 사실이 나타난 결과였다.

아침에는 자연스러운 몸의 메커니즘으로 혈당치가 상승한다.

따라서 **아침에 일어났을 때 에너지가 부족할 수는 없다.** 그러나 아침에는 배가 고파서 아침 식사를 먹지 않으면 힘이 나지 않는다는 사람이 있는데, 이 배가 고프다는 감각 그 자체가 오랜 세월 동안 생활습관으로 자리 잡은 것뿐이지, **몸의 메커니즘에 따르면 아침 식사는 사실 필요 없다.**

그렇다면 이렇게 그렐린이 몰아쳐 먹고 싶다는 충동이 생기는 것을 어떻게 억제할 수 있을까?

사실은 간단한데, 단순히 먹지 않으면 그만이다. **배가 고프다는 감각은 사실 속임수라는 사실을 안다면, 그렐린의 공격을 잘 넘길 수 있다.** 그렐린 값은 정점을 찍고 나면 아무것도 먹지 않아도 2시간 만에 떨어진다. [2]

---

[2] Ulrick Espelund et al., *Fasting unmasks a strong inverse association between ghrelin and cortisol in serum: studies in obese and normal-weight subjects, 2005.*

Chapter3
Hormonal imbalances might be stopping you from losing weight.

・ 135

식사 때문에 흐트러진 호르몬 환경은
각종 이상을 유도한다

이처럼 다이어트에는 각종 호르몬 제어가 필요하다.

비만의 배경에는 인슐린 저항성과 함께 렙틴 저항성이라는 호르몬 이상이 존재한다. 비만의 원인과 그 배경에는 가공식품의 과다 섭취에 따라 저도 모르는 사이에 호르몬에 이상을 만들어내는 몸이 되고 만다.

호르몬 시스템은 서로 영향을 주면서 기능한다.

따라서 한 호르몬은 혼자서만 흐트러지는 것이 아니다. 식사 때문에 흐트러진 호르몬 환경은 쉽게 인슐린이나 렙틴 이상을 유도한다. 인슐린이나 렙틴 등의 호르몬 이상은 장내 세균에도 크게 영향을 미친다.

그래서 **살을 빼는 것은 상상 이상으로 복잡한 메커니즘의 수정을 필요로 하는 것**이다.

9

호르몬 이상을
개선하려면?

비만의 배경에 있는 인슐린 저항성과 렙틴 저항성. 이를 개선하려면 장내 환경을 개선해야 한다. 그러려면 어떻게 해야 할까?

그것이 다이어트를 성공시킬 때 가장 의식해야 할 부분이다. 장내 환경을 직접적으로 개선하는 방법은 제5장에서 소개할 테니, 여기서는 인슐린 저항성과 렙틴 저항성에 초점을 맞추겠다.

인슐린 저항성과 렙틴 저항성을 개선하지 않은 채 다이어트를 하면 반드시 원래대로 돌아간다.

다이어트에 성공하고 나서 렙틴의 값이 계속 높은 사람은 다시 살이 찔 확률이 매우 높고, 렙틴의 값이 낮은 사람은 다이어트 후에도 몸무게를 유지할 수 있다.[1] 마찬가지로 다이어트에 성공해서 체중을 유지하려면 인슐린 저항성

[1] Ana B Crujeiras et al., *Weight regain after a diet-induced loss is predicted by higher baseline leptin and lower ghrelin plasma level*, 2010.

Chapter3
Hormonal imbalances might be stopping you from losing weight.

• 137

개선이 반드시 필요하다. [2]

파스팅의 열쇠는?

인슐린 저항성과 렙틴 저항성을 개선하려면 파스팅(단식)을 해야 한다.

파스팅이라고 하면 스님이 며칠 동안 마시지도 먹지도 않은 상태에서 참선이나 명상을 하는 이미지를 떠올릴 사람도 있겠지만, 완전히 다르다. 파스팅이란 필요한 수분이나 미네랄은 섭취하면서 소화에 필요한 고형물 섭취를 자제하여 장관의 안정을 꾀하는 행위다.

때에 따라서는 고형물이 아닌 형태로 단백질이나 지질을 섭취하면서 하기 때문에 영양이 부족해질 일은 없다. 여기서 영양이 부족해지지 않기 위해 '당질'을 섭취한다고 쓰지 않은 이유가 있다. 인슐린은 당질로 유도되기 때문에 당질을 섭취할 때마다 인슐린이 분비된다.

파스팅에 성공하려면 당질을 섭취하지 않는 시간을 얼마나 유지할 수 있는가가 관건이다.

[2] L D Clamp et al., *Enhanced insulin sensitivity in successful, long-term weight loss maintainers compared with matched controls with no weight loss history, 2017.*

당질을 제한하면 처음에는 몸이 나른해지고 손발이 저리며 기력이 약해진다.

그래서 당질을 제한하면 바로 당질을 보충하고 싶은 마음이 든다. 이렇게 당질을 보충하고 싶어지는 마음을 '갈망증(craving)'이라고 한다.

이 **갈망증 상태를 극복하려면 약 닷새 동안 당질을 제한해야 한다.** 반대로 말하면, 여기저기서 소개하는 당질 제한 다이어트는 닷새 내에 실패로 돌아간다는 뜻이다. 실제로 몸의 메커니즘을 이해하지 않고 파스팅을 하면 이틀 내로 몸에 변화가 느껴져 계속 이어가기가 힘들어진다. 어떻게 보면 당질은 몸에 중독 물질이라서 먹지 않으면 금단 현상이 일어나는 것이다.

당질을 끊게 만드는 이상적인 재료

이 갈망증 기간을 잘 극복하기 위해 추천하는 파스팅 방법은 **'본 브로스 파스팅'**이다.

본 브로스(Bone Broth)란 소나 닭이나 생선의 뼈로 우린

수프를 말한다. 동물의 뼈나 힘줄, 인대, 그밖에 유연한 결합 조직에는 콜라겐이라 불리는 단백질이 들어 있다. 콜라겐은 인체에서 가장 많은 단백질이다.

본 브로스를 만드는 단계에서 콜라겐은 다른 종류의 단백질인 젤라틴으로 변한다.

젤라틴에는 프롤린, 글리신, 아르기닌, 글루타민 등 항산화작용이 높아서 대사를 높여주며 장의 건강을 촉진하는 아미노산(단백질의 구성 요소)이 풍부하게 들어 있다.

영양이 풍부한 본 브로스에는 당질이 들어 있지 않아서 파스팅을 하면서 섭취하기에 가장 이상적인 재료이다. 본 브로스와 수분만 섭취하며 사흘 동안 파스팅을 하고 나흘째 되는 날에 회복식을 섭취한다.

나흘 동안 당질을 섭취하지 않았기 때문에 나머지 하루 동안 과도한 당질을 섭취하지만 않으면 무사히 갈망증 기간을 극복할 수 있다.

10

지금이야말로 파스팅을
해야 할 때!

본 브로스 파스팅으로 극단적인 당질 제한 생활을 보내
도 그 후에 일반 식사로 돌아가면 아무 의미가 없다.

그 후에 어떤 식생활을 보내느냐가 중요하다. 사실 파스
팅은 며칠이나 연속해서 하지 않아도 호르몬 이상을 개선
해 준다.

따라서 **'간헐적 파스팅(Intermittent Fasting)'**이라는 방법을
이용하면 힘들이지 않고 파스팅을 지속할 수 있다.

이 방법을 쓰려면 단순히 하루를 '먹는 시간'과 '먹지 않
는 시간'으로 나누면 된다. 먹지 않는 시간에는 당질에 입도
대지 말아야 한다.

반대로 먹는 시간에는 당질을 제한해서 섭취하거나 제
한을 아예 하지 않고 그냥 섭취한다.

일반적으로 먹는 시간을 8시간 이하로 설정하는 것을 간헐적 파스팅이라고 한다.

하루하루 조금씩 파스팅을 하는 것이다. 이 8시간은 시간대를 마음대로 정해도 되는데, 예를 들어 오전 7시부터 오후 3시 사이, 낮 12시부터 저녁 8시 사이 등으로 선택할 수 있다.

먹는 시간을 6시간, 4시간, 2시간으로 짧게 설정할수록 호르몬 이상을 개선하는 효과가 높아진다. 2시간 이하로 설정하면 기본 하루에 한 끼만 먹게 된다. 대신 먹지 않는 시간에는 수분을 충분히 섭취한다. 커피나 차, 허브티 등은 섭취해도 좋다.

식사 시간 동안에 필요한 영양소, 단백질, 지질, 비타민, 식이섬유 등은 의식적으로 섭취해야 한다. 이때 편의점 식사나 가공식품을 섭취하면 필요한 영양소를 섭취하지 못하여 파스팅의 건강 효과가 사라지기 때문에 기본적으로는 집에서 준비한 식사를 먹어야 한다.

먹는 시간은 제한하지만, 몸에 필요한 영양 요소는 제대로 섭취해야 한다.

간헐적 파스팅을 꾸준히 하면
어떤 장점이 있을까?

간헐적 파스팅을 꾸준히 하면 인슐린 저항성이 개선된다. 5주 동안 대상자를 식사 시간 12시간군과 6시간군으로 나누어 실험한 결과가 있다. 이 식사 시간 동안에는 양쪽 모두 똑같은 영양이 들어 있는 식사를 제공했다. 그 결과, 인슐린 값과 인슐린 저항성은 6시간 식사군이 더 내려갔다.[1]

평소 자신의 식생활을 돌아보면 알겠지만, 현대인들은 실제로는 대상군인 12시간이라는 절식 시간을 유지하지도 못한다. 현대인이 6시간짜리 간헐적 파스팅을 할 수 있다면 인슐린 저항성이 상당히 개선된다는 사실을 알 수 있다.

마찬가지로 간헐적 파스팅은 렙틴 저항성도 개선한다.[2] 매일 꾸준히 하지 않고 하루걸러 하기만 해도 대사 장애나 호르몬 이상이 상당히 개선된다.

[1] Elizabeth F Sutton et al., *Early Time-Restricted Feeding Improves Insulin Sensitivity, Blood Pressure, and Oxidative Stress Even without Weight Loss in Men with Prediabetes*, 2018.
[2] Mohammed A Alzoghaibi et al., *Diurnal intermittent fasting during Ramadan: the effects on leptin and ghrelin levels*, 2014.

Chapter3
Hormonal imbalances might be stopping you from losing weight.

• 143

파스팅을 실천하는 것은 다이어트 때문만이 아니다.

2018년에 과학 잡지에서 'A time to fast(파스팅을 할 때다)'라는 논문이 발표되었다. [3]

파스팅의 건강 개선 효과에 대한 메커니즘은 완전히 해명되지는 않았지만, 정기적으로 에너지 섭취를 제한하면 만성 염증 등 많은 대사 이상을 개선하고 신경변성질환 등의 진행을 막는 효과를 얻을 수 있다.

앞으로 파스팅을 곁들인 식사 요법은 대사 증후군, 심혈관 질환, 암, 알츠하이머병 등의 신경변성 질환에 대한 치료 전략으로서도 중요한 자리를 차지하리라고 예상된다.

만성 염증은 면역 반응 스위치가 항상 눌러져 있는 상태를 의미한다. 면역 반응 스위치가 계속 눌러져 있으면 감염증의 위협에 노출됐을 때 적절히 대응하기가 어려워진다.

파스팅을 해서 만성 염증을 개선하면 면역 기능 개선으로 직결된다. 다음 장에서는 면역 기능의 개선에 더 주목해서 면역력을 높이기 위한 구체적인 생활 스타일에 대해 이야기해 보겠다.

---

[3] Andrea Di Francesco et al., *A time to fast, 2018.*

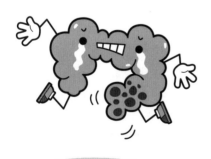

제 4 장

면역력이 향상하는
생활습관으로
다시 태어나는 몸

- Chapter4
Boost your immune system by an improved life style.

면역력은 장내 세균이
떠받치고 있다

1

    사람의 몸은 외부 공격을 막기 위한 시스템을 갖추고 있다. 면역 시스템은 건강을 유지하고 바이러스나 세균, 기생충, 진균 및 기타 병원체의 공격에서 몸을 보호한다. 면역 시스템은 쳐들어오려는 침입자를 감시해서 면역 반응을 통해 공격하여 몸을 보호할 준비를 쉴 새 없이 다지고 있다.

    면역 시스템은 **백혈구를 중심**으로 구성된다.

    백혈구는 가슴샘, 췌장, 골수, 림프절이라고 하는 몸 곳곳의 림프 조직에 배치되어 있다.

    백혈구는 혈관이나 림프관 속을 순환하며 한시도 쉬지 않고 순찰을 돌고 있다. 병원체를 발견하면 단숨에 그 수를 늘려서 동료들이 모이도록 메시지를 보낸다. 이 메시지를 **사이토카인**이라고 한다.

사이토카인이 온몸을 돌아다니면 뇌를 비롯한 몸은 침입자가 존재한다는 사실을 인지하고 그 대책을 준비한다. 사이토카인이 뜨면 뇌는 먼저 체온을 올리라고 지령을 내린다. 체온이 높아야 면역 세포가 더 활동적이 되어서 현장으로 더 빨리 이동할 수 있기 때문이다. 온몸의 근육을 떨리게 해서 열을 내는 것이다. 열이 나기 전에 한기가 들면서 몸이 떨리는 이유는 이 시스템이 발동하기 때문이다. 감기에 걸렸을 때 초기에 해열제를 먹으면 면역이 떨어지는 이유가 여기에 있다.

면역을 담당하는 백혈구에는 두 종류가 있다.

하나는 '식세포'라고 하는데, 병원체를 직접 먹어서 분해한다. 식세포에는 비만세포, 단핵구, 마크로파지, 호중구 등이 있다.

또 다른 하나가 '림프구'이다. 림프구는 병원체가 전에 침입한 적이 있는지 없는지 기억한다. 그리고 과거와 똑같은 병원체가 침입하면 '항체'라는 무기를 써서 공격한다. 수두나 홍역에 한 번 걸리면 평생 걸리지 않는 이유는 이 감염의 기억이 림프구 안에 새겨져 있기 때문이다. 림프구 중에

는 처음으로 만난 병원체를 공격할 수 있는 '내추럴킬러세
포'도 존재한다.

면역 세포의 든든한 지원군, 장내 세균

**몸에 위협을 가하는 외부의 적은 음식을 통해 침입할 가능성이
가장 높다.**

세균이나 바이러스, 거기서 나오는 독소, 씹다 만 음식
등이 식사를 하면 체내로 침입한다. 그런 이유로 면역 기능
의 70~80%가 장 속에 배치되어 있는 것이다.

그러나 현실적으로 이 면역 시스템만 갖고는 우리의 몸
을 지킬 수 없다.

너무도 많은 침입자들이 음식을 통해 쳐들어오기 때문
이다. 그래서 우리의 장 속에는 강력한 면역 지원군이 존재
한다. 그것이 바로 장내 세균이다. 장내 세균은 장 속에서
자신들의 영역을 확보하고 다른 병원체들이 침입하지 않도
록 감시한다. 그리고 침입자가 존재한다는 사실을 식세포

나 림프구에게 알리는 임무도 수행한다.

　게다가 직접 공격에 가담하거나 낙산이라는 물질을 만들어 장내의 염증을 억제하도록 조절해 주기도 한다.

　장 속의 면역 기능이 충분히 작용하려면 지원군이 되어주는 장내 세균의 존재가 반드시 필요하다.

　장내 환경이 좋은지 나쁜지가 면역력을 결정한다고 해도 과언은 아니다.

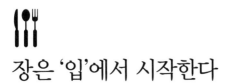

장은 '입'에서 시작한다

장내 환경, 장내 세균의 조성이 면역력과 관계한다는 사실은 이제 이해했으리라 믿는다.

그럼 당신은 과연 장이 어디에 있다고 생각하는가?

왠지 장이라고 하면 '배 속'이나 '위를 지나 그 너머에 있는 장관'에 있지 않을까 하는 생각이 든다.

그러나 장은 '입'에서 시작한다. 장, 다시 말해 소화 기관은 입에서 항문까지 이어지는 모든 길을 말한다. 그래서 장내 환경을 생각할 때 '구내 환경'을 무시할 수 없다.

입 안에는 약 700종류의 세균이 있다

우리는 입 안을 구강이라고 부른다.

Chapter4
Boost your immune system by an improved life style.

• 151

입 안에는 다양한 세균이 살고 있다. 네덜란드의 안토니 반 레벤후크는 1674년에 자신의 치석을 관찰하여 '살아있는 자그마한 동물이 귀엽게 움직인다'라고 보고했다. 구강 내 세균은 대장에 이어 체내에서 두 번째로 큰 미생물집단이다. 구강 내의 온도는 평균 37℃이며, 타액의 pH는 6.5~7로 약산성이라 세균이 증식하기에 안정된 환경이다.

현재까지는 약 700종류의 구강 내 세균이 발견되었다.

그리고 그 수는 타액 1㎖당 1억~100억 개가 있으며, 치석 1g으로 따지면 변과 견줄 정도로 많은 세균이 살고 있는 것이다. 그 밖에도 구강 내에는 원생동물, 진균, 바이러스 등 다양한 형태의 미생물이 공존하고 있다. 따라서 매일 타액을 삼킬 때마다, 그리고 음식을 먹기 위해 약 1조 개 이상의 수많은 미생물을 먹고 있는 것이다.

이렇게 삼킨 세균의 대부분은 위산에서 처리된다. 그러나 위산의 분비 능력은 나이가 들수록 저하된다. 연령을 거듭할수록 많은 미생물이 위를 그대로 통과하는 셈이다. 만약 구강 내 환경이 좋지 않으면 그다음에 오는 장내 환경에도 영향을 미치리라는 추측은 누구나 쉽게 할 수 있을 것이다.

구강 내 세균과 우리는 공생 관계에 있다.

입 속의 점막과 치아 표면에는 구강 내 세균을 붙게 하는 시스템이 갖추어져 있어서 다른 병원균들을 쳐냄으로써 환경을 유지한다.

공생 생물이 생존하기 어려운 환경을 일으키는 요인은 식사 및 흡연과 음주이다.

장내 환경을 개선하기에 앞서
입의 환경을 먼저 개선해라

설탕은 구강 내 환경을 가장 악화시키는 요인이다.[1] 구강 내 세균은 설탕을 발효해서 유산 등의 산을 만들어 치아를 녹인다. 입속이 산성 쪽으로 더 치우치면 구강 내 세균의 조성이 바꾸어(유해균이 증가해서) 치주 질환을 일으킨다.

장내 환경을 개선하려면 먼저 구강 내 환경부터 개선해

[1] Shariq Najeeb et al., *The Role of Nutrition in Periodontal Health: An Update*, 2016.

Chapter4
Boost your immune system by an improved life style.

• 153

야 한다.

따라서 흡연이나 음주를 자제하고 정기적으로 치과 검진을 받아 치석 제거와 치주 질환 예방을 하는 것이 중요하다. 그리고 매일 양치질과 치간 칫솔을 쓰면서 이 두 가지도 같이 하길 바란다.

바로 **오일풀링과 혀 청소**다.

오일풀링은 인도의 정통 의학 아유르베다에서 계속 장려해 왔던 구강 내 환경 개선 방법이다.

코코넛 오일이나 참기름이나 올리브 오일 등을 입 안 가득 머금고, 입속에서 약 15분 동안 가글을 하는 것이다. 양치질로는 다 제거하지 못한 이물질이 오일을 따라 나올 테니 다 끝났으면 뱉어내자.

혀 표면에 있는 설유두에는 알고 보면 세균이 바글바글하다. 특히 혀가 허옇게 보이는 사람은 거기에 대량의 세균이 살고 있다는 뜻이다. 스쿠레이퍼라 불리는 금속제 혀 닦는 도구를 이용해서 하루에 한 번 혀를 청소하자.

장내를 세정하는 'MMC'

3

입 안에서는 타액 1㎖당 1억 개 이상의 세균이 존재하지만, 위(胃) 속으로 들어가면 위산이 살균해 주기 때문에 위산 1㎖당 100개 이하로 줄어든다.

그리고 위(胃) 다음으로는 소장이 이어지는데, 소장의 앞부분에서는 장액 1㎖당 100개 정도였던 것이 소장의 가장 끝 부분(회장 말단)에 가서는 장액 1㎖당 1천만 개까지 늘어난다.

소장의 앞부분에서는 위액과 똑같이 살균해 주는 담즙이라는 소화액이 분비되어 세균이 증식하지 않도록 엄격하게 관리한다.

장내 환경을 유지하는 시스템은 이뿐만이 아니다. 살균된 장액을 소장의 앞부분에서 뒷부분까지 이송하는 시스템도 갖추어져 있다.

Chapter4
Boost your immune system by an improved life style.

• 155

이는 '**MMC(Migrating motor complex 공복기강수축군〈空腹期强收縮群〉)'라 불리는 장관의 운동인데, 위나 소장 안의 음식 찌꺼기나 박테리아를 세정해서 흘려보내는 작용을 한다.** 위장 속에 음식이 계속 남아 있으면 그것을 먹이로 삼는 세균들이 늘어난다. 그래서 MMC의 활동은 장내 세균의 수를 제어할 때 매우 중요한 메커니즘이다.

씻어낼 시간이 없을 때 배탈이 난다

만약 MMC의 활동이 저하되면 어떻게 될까?

온몸의 신경 기능이 떨어지는 당뇨병이나 장관이 딱딱해져 굳어버리는 '피부 경화증'이라는 자기 면역 질환에 걸리면, 원래 세균 수가 적어야 하는 소장 내에서 세균 수가 비정상적으로 늘어나는 '소장 내 세균 과식증(SIBO)'이 일어날 때가 있다.

소장 내 세균 과식증은 복부팽만감이나 복통 외에도 변비, 설사, 과도한 가스 등 갖가지 소화기 증상을 일으킨다. MMC가 정상적으로 활동하는 것이 장내 환경에 무척 중요하다.

MMC는 공복일 때만 일어난다는 사실을 기억해야 할 것이다.

배가 고플 때 꼬르륵 소리를 내는 운동이 바로 MMC이
다. 위에서 소장 끝부분까지 장의 내용물을 1분에 6～12㎝
정도의 속도로 약 90분 간격으로 이동한다. 그리고 MMC는
식사를 하면 딱 멈춘다. 그래서 **장 속을 깨끗이 만드는 MMC
운동이 적절하게 일어나려면 어느 정도 공복 시간을 확보하는 것**
이 필수다.

아침밥을 먹고 잠시 쉬다가 과자를 먹고, 또 조금 지나
면 점심을 먹고 3시에 간식을 먹는다. 게다가 저녁을 먹은
후에 목욕하고 나와서 아이스크림을 먹는 생활을 하면 잠
자는 시간 말고는 MMC가 일어나지 않는다.

MMC 운동으로 장내를 청소하려면 앞 장에서 소개한 간
헐적 파스팅을 해서 먹지 않는 시간, 즉 MMC를 의식적으
로 유도하는 시간을 확보해야 한다.

Chapter4
Boost your immune system by an improved life style.

• 157

비타민C가 중요한 이유

4

여기부터는 면역력에 직접 관련하는 비타민과 미량원소 이야기를 하려고 한다.

먼저 비타민C부터 살펴보자.

비타민C는 면역력에서 가장 중요한 작용을 한다고 해도 과언이 아니다. 면역의 중심인 림프구는 혈액 속에서 비타민C의 농도가 가장 높아서 활동을 하려면 비타민C가 반드시 필요하다. 비타민C는 림프구의 증식 및 운동에도 크게 관여한다는 사실이 나타나 있다.[1]

감기에 걸리면 키위

비타민C 섭취는 감기에 걸렸을 때 가장 간단하고 안전

[1] Gwendolyn N Y van Gorkom et al., *Influence of Vitamin C on Lymphocytes: An Overview, 2018.*

하게 대처할 수 있는 방법이다. 감기에 걸린 후에 비교적 비타민C를 많이 섭취하는 것이 감기 증상을 빨리 개선한다는 조사 결과가 있다.[2]

다음 연구에서 그 용량의 기준이 나타나 있다.

감기나 인플루엔자 진단을 받은 환자를 대상으로 첫 6시간 동안은 1시간마다 비타민C 영양제 1g을 섭취하고 그 후에는 8시간마다 1g 섭취하게 한 사람들 그리고 그냥 8시간마다 1g씩 섭취한 사람들로 나눠서 비교했다. 그랬더니 비타민C를 많이 섭취한 그룹이 압도적으로 감기 증상이 빨리 나았다는 결과가 나왔다.[3]

감기 증상을 개선하려면 비타민C 영양제를 섭취해야 한다는 뜻이 아니다. 비타민C가 풍부한 채소나 과일도 똑같은 효과를 기대할 수 있다. 실제로 키위는 비타민C가 풍부한 과일이기 때문에 섭취하면 감기가 빨리 낫는다는 보고가 있다.[4]

[2] R M Douglas, E B Chalker & B Treacy, *Vitamin C for preventing and treating the common cold*, 2000.
[3] H C Gorton & K Jarvis, *The effectiveness of vitamin C in preventing and relieving the symptoms of virus-induced respiratory infections*, 1999.
[4] Denise C Hunter et al., *Consumption of gold kiwifruit reduces severity and duration of selected upper respiratory tract infection symptoms and increases plasma vitamin C concentration in healthy older adults*, 2011.

Chapter4
Boost your immune system by an improved life style.

• 159

산화 스트레스와 싸우는 비타민C

비타민C는 체내의 중요한 항산화 물질이다. 몸속에서 생기는 다양한 산화 스트레스에 대항하려면 비타민C가 충분히 확보되어야 한다.

비타민C는 소비해도 체내에서 다시 이용할 수 있는 시스템이 존재한다. 그러나 평소 식사의 질이나 스트레스 정도에 따라 항산화 물질이 많이 필요한 상황에는 비타민C가 부족해진다. 암이나 당뇨병 같은 만성 질환을 앓고 있는 환자는 비타민C가 저하된다는 지적이 있다.[5]

식물이나 어류, 양서류, 파충류, 조류 등의 동물은 비타민C를 체내에서 합성하는 효소를 갖고 있지만, 사람은 진화하는 과정에서 이 효소를 잃어버리고 말았다. 그래서 **비타민C는 식사를 해서 섭취할 수밖에 없다. 앞서 소개했던 키위 말고도 레몬, 오렌지 등의 감귤류나 빨간 파프리카, 브로콜리, 방울양배추, 고구마 등은 비타민C가 풍부하다.**

체내에서 부족해지지 않도록 평소부터 의식적으로 섭취하도록 주의를 기울이자.

[5] Renee Wilson et al., *Inadequate Vitamin C Status in Prediabetes and Type 2 Diabetes Mellitus: Associations with Glycaemic Control, Obesity, and Smoking*, 2017.

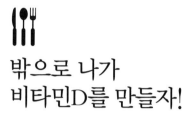

밖으로 나가
비타민D를 만들자!

태초부터 인간은 태양과 함께 일어나 태양이 저물면 잠들었다.

이 리듬은 우리의 유전자에 새겨져 현대인이 되어도 변하지 않았다. 우리의 몸은 태양이 떠올라 있는 동안에는 햇빛을 쐬어 건강을 유지하는 시스템을 갖추고 있다. 피부에 태양광(UVB라는 자외선)이 닿으면 축적되어 있는 콜레스테롤을 원료로 비타민D라는 물질을 만들어낸다.

전에는 비타민D가 '칼슘 흡수를 조절하는 비타민'이라는 인식만 갖고 있었다. 우리 의사들 사이에서도 비타민D 하면 '골다공증을 앓는 분들의 뼈를 강하게 만들기 위해 처방되는 약'이라는 감각만 있었다.

그러나 근래 들어 비타민D에는 어마어마한 건강 효과,

특히 면역력을 개선하는 효과가 있다는 사실이 보고되었다.

감염증과 비타민D의 관계

비타민D는 감염에 맞서 앞장서서 싸우는 백혈구의 기능 중 림프구나 마크로파지를 제어한다.[1]

비타민D가 부족하면 당연히 감염증에 걸리거나 중증으로 악화될 위험이 올라간다. 체내의 비타민D 레벨은 25(OH) 비타민D3의 농도를 측정하는데, 25(OH) 비타민D3 레벨이 올라갈수록 감기에 잘 걸리지 않는다.

2020년 봄에 맹위를 떨친 COVID-19 감염증도 비타민D 레벨에 따라 그 증상이 완전히 다르다는 사실이 보고되었다. 비타민D 농도(25OH, 비타민D3)가 30ng(나노그램)/㎖ 이상인 사람 중에서는 인공호흡기 등의 집중 치료를 필요로 할 정도로 중증화된 사람이 7.2%에 불과했는데, 비타민D 농도가 30ng/㎖ 미만인 사람은 64%나 되었다.[2]

[1] Femke Baeke et al., *Vitamin D: modulator of the immune system*, 2010.
[2] Mark Alipio, *Vitamin D Supplementation Could Possibly Improve Clinical Outcomes of Patients Infected with Coronavirus-2019(COVID-19)*, 2020.

감염에 효과적으로 대처하려면 비타민D 농도가 50ng/㎖ 이상일 때 가장 좋지만, 실제로는 일조 시간이 짧은 겨울철에는 남성 35.4%, 여성 62.2%가 비타민D 농도 20ng/㎖ 미만으로 비타민D 결핍증이다.[3]

여름에는 5분, 겨울에는 15분 동안 일광욕을 하자

햇빛을 쬐기만 해도 비타민D가 상승하여 면역력도 올라가니 햇빛을 쬐지 않을 이유는 없다. 태양광을 찾아 적극적으로 밖에 나가기 바란다.

실제로는 여름에 주 3회, 30~60분 정도 일광욕을 해도 비타민D의 양은 0.9ng/㎖ 정도밖에 올라가지 않는다.[4] 그러나 비타민D는 지용성 비타민이라 축적할 수 있다. 매일 조금씩 몸에 쌓아둘 수 있다는 이야기이다. 태양광을 쬐는 생활을 거르지 않도록 의식하면 비타민D 결핍증에 걸리는 일은 없을 것이다.

[3] Akiko Nanri et al., *Serum 25-hydroxyvitamin d concentrationsand season-specific correlates in Japanese adults*, 2011.
[4] Yu Mi Lee, Se A Kim & Duk Hee Lee, *Can Current Recommendations on Sun Exposure Sufficiently Increase Serum Vitamin D Level?: One-Month Randomized Clinical Trial*, 2020.

Chapter4
Boost your immune system by an improved life style.

• 163

여름에는 5분, 겨울에는 15분 정도 낮에 일광욕을 하도록 습관화하는 것을 추천한다.

선크림을 바르면 그 효과는 당연히 떨어진다. 기미가 걱정되는 사람은 항산화 물질이 들어간 채소와 과일을 적극적으로 섭취하자. 일광욕을 한 후에는 코코넛 오일을 바르면 좋다. 코코넛 오일에는 피부의 약산성을 유지해 주며 보습과 항염증 효과도 있다.

만능 비타민의 효과

현대인들 중에는 하루 종일 태양을 전혀 보지 않고 생활하는 사람도 드물지 않다.

비타민D는 현재 면역력 향상 말고도 항암 효과, 인지증 예방 효과, 만성 피로 개선 효과, 우울증 개선 효과, 당뇨병 예방 효과, 남성 기능 향상 효과도 보이는 **만능 비타민**이다.

하루 종일 실내에 틀어박힌 생활은 이러한 건강상의 장점들을 포기하는 것이나 마찬가지다.

감염에 대처하기 위해 단기적으로 비타민D 농도를 올려야 할 때는 비타민D 영양제를 먹어도 문제없다. 그러나 **너무 많은 양을 섭취하면 중독**이 된다는 사실도 꼭 알아 두어야 한다.

따라서 사용할 때는 기간을 정해 놓고, 가능하면 혈중 농도도 측정하는 것을 추천한다.

비타민D는 연어나 정어리 등의 생선, 소 간 등의 육류, 버터, 치즈, 버섯, 달걀노른자에 들어 있으니 음식에서도 같이 섭취할 필요가 있다.

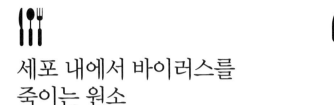

6

세포 내에서 바이러스를
죽이는 원소

매년 감기의 계절이 돌아오면 주목을 받는 원소가 있다.
바로 아연(Zinc)인데, 원소기호로 Zn이라고 쓴다. 인체
에서는 철에 이어 두 번째로 풍부한 미량 금속이다.

면역 반응을 일어나게 하는 아연

아연은 유전자를 복제할 때 필수일 뿐만 아니라, 체내에
서 2,000개 이상이나 되는 효소의 촉매 성분이다.

바이러스나 세균이 침입하면 림프구나 마크로파지 등
백혈구 표면의 수용체에서 존재가 확인된다. 그러면 세포
내에 아연이 급속하게 유입되어 면역 반응이 일어나기 시
작한다. 그래서 면역 반응이 일어나면 항바이러스 작용과

종양 증식 억제 작용을 할 수 있는 '인터페론'이라는 물질이
증가한다.

아연은 이 인터페론의 활동을 조절하는 데 필요하기 때
문에 세포 내에 급속하게 들어오는 것으로 추측된다.

아연은 식사를 통해 섭취할 수 있는데, 섭취량이 적어서
아연이 체내에 많이 비축되어 있지 않으면 면역 반응이 잘
일어나지 않는다.

**아연 영양제를 섭취하면 감기가 다 나을 때까지의 기간을 33%
줄여 준다.**[1] 또한 실험을 통해 많은 바이러스에서 항바이
러스 효과가 검증되었다. 인플루엔자 바이러스[2] 말고도
SARS(중증급성호흡기증후군)의 원인 바이러스인 SARS 코
로나 바이러스 역시 억제하는 효과[3]가 있다는 사실이 보고
되었다.

[1] Harri Hemila, *Zinc lozenges and the common cold: a meta-analysis comparing zinc acetate and zinc gluconate, and the role of zinc dosage*, 2017.
[2] Noboru Uchida et al., *Effect of antioxidants on apoptosis induced by influenza virus infection: inhibition of viral gene replication and transcription with pyrrolidine dithiocarbamate*, 2002.
[3] Aartjan J W te Velthuis. et al., *Zn(2+) inhibits coronavirus and arterivirus RNA polymerase activity in vitro and zinc ionophores block the replication of these viruses in cell culture*, 2010.

Chapter4
Boost your immune system by an improved life style.

• 167

술을 자주 마시는 사람은
아연 결핍증에 주의

아연은 식사 내용에 따라 쉽게 결핍증에 빠진다는 사실을 반드시 알아야 한다.

알코올을 많이 섭취하는 사람은 소변으로 배설하는 아연이 많아지고 영양가가 적은 식생활을 하면 아연 결핍증에 자주 걸린다. 피틴산염은 콩류나 옥수수, 쌀 등에 들어 있는데, 이런 것들만 식재료로 섭취할 수 있는 개발도상국에서는 아연 부족에 빠지기가 쉽다.

그러나 아연은 고기, 생선 외에 굴, 아몬드, 호박씨 등에 풍부하게 들어 있다. 일반적으로는 웬만큼 영양가가 낮은 식사를 하지 않는 한, 아연 부족이 될 걱정은 없다.

감기 초기에는 아연이 좋다

그러나 감기에 걸렸을 때는 더 많이 필요해진다.

감기 초기, 특히 **증상이 나타난 후로 24시간 이내에 아연 영**

양제를 섭취하면 증상 개선에 효과적이라는 연구 결과도 있다.[4]

그러나 어떤 영양제를 먹어야 할지는 충분히 주의를 기울여야 한다.

영양제에는 아연 외에도 많은 첨가물이 들어 있는 상품이 있다. 인공 감미료인 만니톨이나 소르비톨이 들어있으면 아연이 이들 감미료와 결합될 가능성이 있다. 또한 구연산 아연은 피하는 것이 좋고, 글루콘산 아연이나 초산 아연은 아연의 흡수율이 높기 때문에 어떤 종류인지 자세히 살펴볼 필요가 있다.[5]

[4] Darrell Hulisz, *Efficacy of zinc against common cold viruses: an overview*, 2004.
[5] Harri Hemila, *Zinc lozenges and the common cold: a meta-analysis comparing zinc acetate and zinc gluconate, and the role of zinc dosage*, 2017.

Chapter4
Boost your immune system by an improved life style.

• 169

7

운동 습관이 감기를 예방한다

햇빛을 쐬는 것 외에도 **안전하게 감기를 예방하는 방법이 있다. 그것은 바로 운동이다.**

중간 정도의 강도로 운동(매일 20~30분 걷기, 하루걸러 헬스장에 가기, 1주일에 2~3회 자전거 타기 등)을 하는 사람은 감기에 걸릴 위험이 23% 낮아지고, 감기에 걸려도 3.5일 빨리 개선된다는 연구 결과가 있다.[1] 운동을 하면 근육을 기르거나 지방을 연소할 뿐만 아니라 면역 기능까지 강화된다는 것이다.

이러한 감기 예방 효과는 운동을 자주 하는 사람들이 효과를 더 볼 수 있다.

미국에서 1,000명을 대상으로 운동의 빈도와 가을 겨울에 콧물이나 기침 등의 증상이 나는 일수의 관계를 조사한 실험이 있다. 대부분 운동을 하지 않고 앉아만 있는 사람은

[1] Hyun Kun Lee et al., *The effect of exercise on prevention of the common cold: a meta-analysis of randomized controlled trial studies*, 2014.

3개월에 9일 동안 감기 증상을 느꼈는데, 그에 비해 일주일
에 5회 이상 운동하는 사람은 3개월에 5일만 증상을 느꼈
다. 그렇게 큰 차이가 아니라고 생각할 수도 있지만, 운동
군 사람들의 감기 증상 정도가 더 가벼워서 감기 때문에 고
생하는 일이 줄어들었다.[2]

만성 염증을 개선하는 메커니즘=운동

한 번 운동할 때마다 몸은 염증을 일으키는 반응을 보인
다. 운동 자체는 몸에 스트레스를 주기 때문에 백혈구의 수
나 염증을 일으키는 물질(사이토카인)이 증가하여 스트레
스 반응이 일어난다. 그러나 운동을 해서 염증성 물질을 정
기적으로 늘리면, 몸은 염증을 제어하는 시스템을 강화하
여 같은 자극을 받아도 염증이 일어나기 어려워지도록 몸
을 맞춰 간다.

운동을 하면 근육에서 **마이오카인**이라는 물질이 분비되
는데, 이 마이오카인이 근육의 염증을 억제한다. 마이오카

[2] David C Nieman et al., *Upper repiratory tract infection is reduced in physically fit and active adults*, 2011.

Chapter4
Boost your immune system by an improved life style.

• 171

인은 지방 분해를 촉진하는 효과, 동맥 경화를 예방하는 효과, 근육의 인슐린 저항성을 개선하는 효과도 갖고 있다.

만성적으로 염증이 일어나면 막상 외부에서 침입자가 들어왔을 때 면역의 힘을 최대한 발휘할 수가 없다. 운동을 해서 만성 염증이 개선되는 것이 면역력을 높여주는 메커니즘이라고 할 수 있다.

정기적인 운동의 효과는 비만인 사람보다 몸에 군더더기가 없는 사람이 더 크게 얻는다는 결과도 있는 것을 보면, 역시 평소부터 지방을 빼는 것이 면역력 향상이라는 관점에서 봤을 때도 아주 중요하다.[3]

단, 1시간 이상 격하게 운동하면 해가 된다

운동 강도에 대해서도 주의가 필요하다.

운동 자체는 몸에게 스트레스를 주기 때문에 심한 부담을 주면 몸은 강한 타격을 입게 된다. 운동선수처럼 오랜 시간 동안 집중해서 운동을 하면 면역 기능 장애가 며칠 동

[3] Eduardo Aguera et al., *Denervated muscle extract promotes recovery of muscle atrophy through activation of satellite cells. An experimental study, 2017.*

안 이어진다.[4]

면역력 관점에서 보면 운동을 60분 이상 하는 것은 추천할 수 없다.

60분 미만으로 운동을 하면 자연 살해 세포, CD8 양성 림프구 등 암세포나 바이러스 등을 직접 보충하는 면역 담당 세포가 우선적으로 증가한다.[5]

이는 림프절 등의 림프 조직에서 혈액 속으로 동원되면서 일어난다.

운동을 할 때마다 병원체 및 암세포에 대한 감시가 강화된다는 뜻이다. 이를 위해서는 심박수를 어느 정도 올리는 것이 중요하므로 **단시간에 심박수가 오르는 HIIT(고강도 인터벌 트레이닝) 같은 운동을 피로가 남지 않는 정도로 매일 하는 것을 추천한다.**

심장 기능 문제로 심박수를 올리는 운동을 못하는 사람은 **30분 워킹**을 하면 면역 세포가 상승하므로 매일 걷도록 하자.

[4] Jacob A Siedlik et al., *Acute bouts of exercise induce a suppressive effect on lymphocyte proliferation in human subjects: A meta-analysis*, 2016.

[5] Austin B Bigley et al., *Acute exercise preferentially redeploys NK-cells with a highly-differentiated phenotype and augments cytotoxicity against lymphoma and multiple myeloma target cells*, 2014.

Chapter4
Boost your immune system by an improved life style.

• 173

8

잘 자기

여러분은 매일 몇 시간 정도 자고 있나?

현대인은 만성적으로 수면 부족이다. 최신 연구에서는 하루에 7~9시간 수면을 취하도록 추천하고 있다.[1]

수면 시간이 계속 짧으면 심장혈관 질환 및 암 사망 위험이 올라간다. 그리고 **수면 시간이 짧아지면 면역 기능 저하로도 이어진다.**

현대인은 바쁘기 때문에 되도록 깬 상태에서 계속 활동을 하고 싶어 한다. 그러다 보면 밤에 인터넷 서핑을 하거나 동영상을 감상하며 밤을 새우기 일쑤다. 수면 자체가 시간이 아깝다고 생각하는 사람도 있다.

그러나 수면 중에 무엇을 하는지 이해하면 수면 시간을 충분히 취하려는 마음을 생길 것이다.

이 수면 중의 시스템이 밝혀진 것은 아주 최근의 일이다.

[1] Jean-Philippe Chaput, *Caroline Dutil & Hugues Sampasa-Kanyinga, Sleeping hours: what is the ideal number and how does age impact this?*, 2018.

머리의 찌꺼기는 수면 중에 배출된다

원래 뇌에는 림프 조직이 없어서 어떻게 불필요한 물질을 배출하는지 밝혀지지 않았다.

그러다가 2013년에 했던 연구에서 뇌에는 림프 조직과는 다른 배출 시스템이 존재한다는 사실이 밝혀졌다. 뇌 주위에서 불필요한 물질이 들어 있는 액체가 뇌의 동맥과 신경 세포 틈을 타고 직접 정맥으로 흘러 들어가는데, 이를 '**글림프 시스템**'이라고 이름 붙였다.[2]

이 불필요한 물질을 뇌에서 운반하는 구조는 깨어 있는 동안에는 잠잠하다가 잠을 자는 사이에 작동한다.

알츠하이머병의 원인이기도 한 단백질은 수면 중에 두 배 더 빠른 속도로 제거되었다.[3] 이들 뇌 안의 불필요한 물질(염증성 찌꺼기)을 제거하지 못하면 수면 장애가 심해진다. 수면 장애는 림프구나 자연 살해 세포 등의 면역 세포를 감소하게 만든다.[4]

사람은 잠을 자야 면역을 유지할 수 있는 것이다.

[2] Maiken Nedergaard, *Neuroscience. Garbage truck of the brain, 2013.*
[3] Lulu Xie et al., *Sleep drives metabolite clearance from the adult brain, 2013.*
[4] Born et al., *Effects of sleep and circadian rhythm on human circulating immune cells, 1997.*

Chapter4
Boost your immune system by an improved life style.

•   175

수면 시간과 감염증의 관계

수면 시간과 감염증에 걸릴 위험은 어느 정도 관계가 있을까?

37세부터 57세 사이의 여성 5만 6,953명을 대상으로 한 연구 결과를 보면, 하루에 5시간도 못 자는 사람은 그 후 2년 사이에 폐렴을 일으킬 위험이 70% 높다는 사실이 밝혀졌다.[5]

수면 부족은 좋지 않지만, 그렇다고 너무 오래 자면 오히려 역효과를 낳는다.

하루에 5시간도 못 자는 사람과 마찬가지로 하루에 9시간 이상을 자는 사람도 폐렴에 걸릴 위험이 50% 높았다. 따라서 **질 좋은 수면을 8시간 정도 자는 것이 가장 바람직하다.**

다른 연구에서는 하루에 5시간도 못 자는 사람에게 '최근 1개월 이내에 감염증에 걸렸나요?'라는 질문을 했더니, 잠을 충분히 자는 사람보다 80% 이상 감염증을 일으켰던 사람이 많다고 보고했다.[6] 감염증이 유행하는 계절에는

[5] Sanjay R Patel et al., *A prospective study of sleep duration and pneumonia risk in women, 2012.*
[6] Aric A Prather & Cindy W Leung, *Association of Insufficient Sleep With Respiratory Infection Among Adults in the United States, 2016.*

특히 수면 시간을 의식해야 한다.

바쁜 사람은 낮잠을 자거나 주말에
수면을 취해도 염증 반응을 억제할 수 있다

수면 장애로 손상을 입으면 회복할 때까지 꽤 시간이 걸린다.

연속해서 5일 동안 수면이 부족하면 그 후 7일이 지나도 백혈구의 수가 완전히 회복되지 않는다.[7] 그러나 평일에는 일이 바빠서 잠이 부족해도 낮잠을 자거나[8] 주말에 수면을 충분히 취하면[9] 염증 반응을 억제할 수 있으므로 잠자는 시간을 확보할 수 있을 때는 푹 자도록 하자. 만성적인 수면 부족은 과식이나 체중 증가로도 이어진다.[10] 수면 부족은 다이어트의 적이기도 한 것이다.

[7] Julie Lasselin et al., *Effect of long-term sleep restriction and subsequent recovery sleep on the diurnal rhythms of white blood cell subpopulations*, 2015.

[8] Brice Faraut et al., *Napping reverses the salivary interleukin-6 and urinary norepinephrine changes induced by sleep restriction*, 2015.

[9] Slobodanka Pejovic et al., *Effects of recovery sleep after one work week of mild sleep restriction on interleukiin-6 and cortisol secretion and daytime sleepiness and performance*, 2013.

[10] Mayumi Watanabe et al., *Association of short sleep duration with weight gain and obesity at 1-year follow-up: a large-scale prospective study*, 2010.

Chapter4
Boost your immune system by an improved life style.

• 177

열은 면역계가 일을 한다는 증거

만약 실제로 감기에 걸리면 어떻게 할까?

역시 잠을 자는 것이 최고다. 수면은 감염에서 빨리 회복하도록 도와준다.

수면이 면역계로 에너지 배분을 촉진하여 면역 기능을 지원하기 때문이다.[11] 감염증에 걸렸을 때는 수면 중에 열이 잘 난다.[12]

체온 상승은 면역 세포를 활발히 하기 위해 필요하기 때문에 잠을 잘 자면 면역계 기능이 향상된다. 발열을 면역계를 일하게 만드는 중요한 사인이므로 **감염 초기에 약을 먹어 억지로 열을 떨어뜨리면 증상이 길어질 위험이 있다.**

[11] Markus H Schmidt; *The energy allocation function of sleep: a unifying theory of sleep, torpor, and continuous wakefulness*, 2014.
[12] Luca Imeri & Mark R Opp, *How (and why) the immune system makes us sleep*, 2009.

9
최강의 면역 향상 물질

잠자는 동안에 면역을 향상시키는 물질이 만들어지는데, 과연 어떤 물질일까?

나는 이 물질이 최강의 면역 향상 물질이라고 생각하는데, 그것은 바로 '멜라토닌'이다.

수면에 대해 잘 아는 사람이라면 이 물질의 이름을 들어본 적이 있을 것이다. 이것은 뇌 속의 솔방울샘이라는 곳에서 세로토닌을 원료로 만들어지는 뇌내 신경전달물질이다.

멜라토닌은 밤이 되면 자연스레 분비되기 시작하여 수면을 유도하는 작용을 한다. 멜라토닌 영양제는 수면유도제로도 쓰인다.

수면 유도를 위한 물질인 줄 알았던 멜라토닌이 면역력을 강화하는 열쇠가 되는 물질이라는 사실이 보고된 것은 최근 20년의 일이다.[1] **멜라토닌은 바이러스, 세균, 기생충에 대**

[1] Antonio Carrillo-Vico et al., *Melatonin: buffering the immune system*, 2013.

Chapter4
Boost your immune system by an improved life style.

• 179

해 면역 기능을 발휘하는 아주 중요한 물질이라는 사실이 보고
되었다.

중증 감염증에 걸렸을 때 멜라토닌을 투여했더니 생존
율이 향상되었다는 사실이 여러 번의 동물 연구를 통해 밝
혀졌다. 멜라토닌은 면역을 활성화하는 물질을 유도해서
면역을 증강하는 작용을 보인다.

멜라토닌이 항감염 효과를 발휘하려면 양호한 장내 환
경을 형성하거나 내장 지방을 줄이는 등, 평소부터 면역 기
능을 유지하는 것이 중요하다.

게다가 멜라토닌은 강력한 항산화 물질로써의 기능도
갖고 있다.

중증 감염증에 걸렸을 때는 다양한 활성산소종이 발생
해서 세포에 심각한 손상을 준다. 그중에서도 세포 내의 엔
진인 미토콘드리아가 가장 크게 장애를 받는다.

멜라토닌은 미토콘드리아에 직접 들어갈 수 있는 매우
드문 항산화 물질이고, 활성산소가 주는 타격에서 미토콘
드리아를 보호한다.[2]

활성산소종은 지질도 산화하여 알데하이드라는 맹독을

---

[2] Hana M A Fakhoury et al., *Vitamin D and intestinal homeostasis: Barrier, microbiota, and immune modulation*, 2020.

만들어 내는데, 그때 지질이 풍부하게 들어 있는 세포 주위
의 막(세포막)이 가장 손상을 입기 쉽다.

멜라토닌은 세포막의 지질 산화를 막고 세포를 보호한
다. 멜라토닌이 가지는 이런 항산화 작용도 감염에서 몸을
보호하는 효과를 증강시키는 요인으로 볼 수 있다.

암흑 속에서 강력해지는
'드라큘라 호르몬'

멜라토닌은 생리적인 물질로 밤 9시 정도부터 분비량이
늘어나 새벽에 가장 많아진다. 그리고 아침이 밝을 즈음에
는 자연스레 분비가 멈추고 잠에서 깨게 된다. 멜라토닌의
분비는 바로 암흑이 자극한다. 반대로 빛이 비칠 때, 특히
스마트폰이나 컴퓨터 화면에서 나오는 블루라이트는 멜라
토닌 분비를 강력하게 억제한다.[3]

그 때문에 멜라토닌은 '드라큘라 호르몬'이라는 별명을
갖고 있다. 취침하기 2시간 전에는 LET 전구, 블루라이트를
내는 전자 기기 사용을 멈추고 방을 어둡게 해서 잠을 자야

[3] Sarah Laxhmi Chellappa et al, *Non-visual effects of light on melatonin, alertness and cognitive performance: can blue-enriched light keep us alert?*, 2011.

Chapter4
Boost your immune system by an improved life style.

• 181

멜라토닌을 최대한으로 분비할 수 있다.

앞에서 했던 수면 중에 면역력이 향상된다는 이야기를 같이 생각해 보면, **우리는 잠을 자는 동안에도 감염 대책을 할 수 있다**는 것이다. 밤 동안에 멜라토닌의 분비를 촉진하기 위해서는 아침에 빛을 확실히 받아서 멜라토닌의 분비를 억제해야 한다. 가장 좋은 방법은 **아침에 잠에서 깨면 햇빛을 쐬는 것**이다.

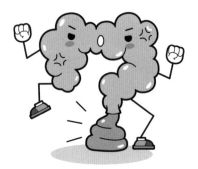

제 5 장

매일매일
장 활동 루틴으로
아름답고 건강하게 살기

● Chapter5
Improve your overall wellness with a healthy gut routine.

1

건강한 생활습관 가지기

건강한 몸에는 건강한 장내 환경이 필수다.

지금 살이 쪘거나 내장 지방이 있는 사람은 만성 염증이 몸속에서 일어나고 있어 고혈압, 당뇨병, 지질 대사 이상증 등에 걸릴 위험이 높은 상태이다. 그리고 비만인 사람들은 장내 환경이 나쁘고 몸이 원래 가져야 할 면역력을 발휘하지 못한 채로 생활하고 있다는 사실을 인식하기 바란다.

여기부터는 살이 찌는 원인인 호르몬 이상을 제어하면서 장내 환경을 개선하여 건강하게 살을 빼고 감염을 두려워하지 않는 몸으로 변신하는 방법을 설명하겠다. 이것은 현재 온라인에서 열고 있는 건강스쿨에서 실제로 100명이 넘는 학생들이 실천하고 있는 방법이다.

'다이어트를 하고 싶은데, 꾸준히 못하겠어.'

Chapter5
Improve your overall wellness with a healthy gut routine.

• 185

'몸무게가 빠지긴 하는데, 다시 돌아와.'

'헬스장 끊었는데, 안 가.'

'걷기 운동을 시작했는데, 귀찮아서 차만 타고 다녀.'

우리는 자신의 의지로 시작한 일을 종종 중간에 그만둔다. 열심히 하려고 시작했는데, 그 생활을 이어가는 것이 어려워서 결국 그 행동을 '습관화'하지 못한다.

대부분 이러한 도전이 실패하는 이유는 지금까지 해 오던 생활을 극단적으로 바꾸려고 하는 것에 원인이 있다.

먼저 '전제'를 바꿔라

뇌는 지금까지 해 오던 생활을 바꾸는 것에 극단적으로 거부감을 느낀다. 왜냐하면 생활을 바꾸려고 하는 행동, 즉 **의지를 갖고 하려는 행동이 상상 이상으로 뇌에게 부담을 주기 때문**이다.

사람은 하루 중 약 50%는 무의식중에 행동한다. 예를 들어 매일 아침 마시는 커피나 양치질 등의 행동은 사고력과 의지력을 필요로 하지 않기 때문에 뇌에게 부담을 거의 주지 않고 행동할 수 있다.

이렇게 무의식중에 행동하는 것들은 습관화된 행동이다. 의식적으로 하는 행동과 습관화된 행동은 뇌 안에서 처리되는 장소가 다르다.

의식적으로 하는 행동은 전두부(前頭部)의 전두전야라는 곳에서 처리되는데, 습관화된 행동은 뇌의 중심부인 대뇌기저핵이라는 곳에서 처리된다. 전두전야에서 처리되는 행동은 스스로 왜 그 행동을 하려고 하는지 언어로 표현할 수 있다. 그러나 대뇌기저핵에서 처리되는 행동은 무의식중에 하는 행동이기 때문에 설명이 되지 않고 스트레스가 없는 행동이다.[1]

만약 몸에 배게 하려면 행동을 처리하는 뇌의 부위를 바꿔서 습관화해야 한다.

건강한 몸이 되려면 건강한 생활습관을 몸에 배게 해야 한다.

건강한 생활습관에는 **'식사', '운동', '수면', '스트레스 관리'**

[1] Gaston Godin & Mark Conner, *Intention-behavior relationship based on epidemiologic indices: an application to physical activity, 2008.*

Chapter5
Improve your overall wellness with a healthy gut routine.

• 187

라는 4가지 요소가 있다.

그리고 이 4가지 생활습관을 몸에 익히면 컨디션에 서서히 변화가 생기기 시작한다. 스쿨에서는 장내 환경을 개선하기 위한 장내 세정법이나 몸에서 효율적으로 독소를 제거하는 디톡스 방법, 암을 예방하기 위한 2주 집중 식사법 등을 권장하고 있다.

이는 모두 좋은 장내 세균을 만들어 건강을 유지하는 방법들인데, 이들 생활습관이 그 전제로 확립되어 있지 않으면 효과가 없다.

2

습관화를 하려면?

런던대학의 연구에 따르면 **사람은 습관을 들이려면 평균 66 일이 걸린다**고 한다.[1] 어떻게 하면 습관화와 관련이 있는 대뇌기저핵 영역을 활성화하여 건강 습관을 들일 수 있을까? 여기서 습관이라는 것의 정의를 보면 어떤 행동을 취해야 하는지 알 수 있다.

습관이란 '특정한 계기를 바탕으로 일어나는 자동적이고 무의식적인 반응이며, 그러한 반응은 행동을 반복함으로써 후천적으로 만들어지는 것'[2]이다.

습관적인 행동은 '의식적으로' '반복' 행동을 취함으로써 몸에 배게 되는 것이지, 결코 태어날 때부터 갖추고 있는 것이 아니다. 습관이란 스스로 의식을 갖고 몸에 익히려고 해야 생기는 것이다.

[1] Phillippa Lally et al., How are habits formed: *Modelling habit formation in the real world*, 2009.
[2] Bas Verplanken & Henk Aarts, *Habit, Attitude, and Planned Behaviour: Is Habit an Empty Construct or an Interesting Case of Goal-directed Automaticity?*, 2011.

Chapter5
Improve your overall wellness with a healthy gut routine.

• 189

양보다 '매일 꾸준히 하는 것'이 중요

따라서 **행동을 매일 하는 것**이 중요하다.

행동을 반복하면 그 행동을 일으키는 뇌 안의 영역이 전두전야에서 대뇌기저핵으로 서서히 옮겨간다. 여기서는 매일 반복한다는 것을 강조하고 싶은 것이라 얼마나 그 행동을 하는지는 상관이 없다.

예컨대 조깅하는 습관을 들이고 싶다고 하자. 사흘 동안 연속해서 30분 동안 조깅을 하고 그 후에는 행동을 멈추면 습관이 되지 않지만, 매일 1분씩 의식적으로 조깅을 반복할 수 있다면 조깅을 습관화할 수 있다.

처음부터 '30분', '5㎞'라는 큰 목표를 갖고 조깅을 하기보다는 '조깅을 하는 습관 만들기'에 주의를 기울이는 것이다. 다들 자신을 과대평가하고 있다. 자신이 그런 행동을 매일 할 수 있다고 가볍게 생각해서 시작하는 것이다.

'얼마나 하는가'를 전혀 염두에 두지 않고, 팔 굽혀 펴기 한 번이든 스쿼트 한 번이든 일단 해 보자. 하지 않겠다는 변명이 나오기도 힘들 정도로 간단한 행동을 의식적으로 하는 것에 초점을 맞춰야 한다. 조깅을 매일 하는 습관을 들이면 시간이나 거리를 그 후에 늘리기란 간단하다.

극적인 변화를 위한 첫걸음은?

건강 습관을 들이는 단계는 **첫 28일이 관건**이다.

이 기간에 식습관, 운동 습관, 수면 습관을 의식적으로 습관화해야 한다.

- 식습관은 간헐적 파스팅(3장 10 참조)을 계속하기
- 운동 습관은 하루 2분 운동을 계속하기
- 수면 습관은 잠자기 전에 반드시 심호흡을 하고 나서 취침하기

'응? 이것만 하면 된다고?'

이런 생각이 들 수도 있다. 실제로는 1개월 동안 몸무게도 전혀 변하지 않고 체형이 바뀔 정도로 근력도 생기지 않는다. 그러나 이 기초 습관을 의식적으로 몸에 배게 하면 그 후에는 컨디션이나 체형이 몰라보게 변화할 것이다.

Chapter5
Improve your overall wellness with a healthy gut routine.

· 191

3

식사의 습관화①
당질을 제한해라

간헐적 파스팅을 꾸준히 하도록 습관을 들이려면 몸에 에너지가 들어가지 않는 시간도 견딜 수 있는 몸을 만들어야 한다.

자꾸만 당분(탄수화물)에 손이 가는 버릇이 있는 사람은 16시간 동안 식사를 하지 않는 생활에 들어갈 수 없다. 그래서 제일 처음에는 '탄수화물을 단기간 동안 철저히 제한하기'라는 과제에 도전해야 한다.

1장 3(34페이지)에서 당질 제한은 위험하다는 이야기를 했다. 무작정 탄수화물만 제한하고 다른 식사 내용을 고려하지 않은 식생활을 오랜 기간 동안 했을 때, 당질 제한은 위험한 식사법이 된다.

그러나 실제로 다이어트를 하거나 내장 지방을 없애기

위해 처음에 해야 할 일은 '올바른 당질 제한'이다.

당질을 더 많이 사용할 수 있는
몸으로 되돌려라

우리는 나이가 들면서 탄수화물을 분해하고 흡수하는 능력이 점점 떨어진다.

탄수화물을 분해하는 소화 효소를 분비하는 능력이 저하되기 때문에 젊을 때와 똑같이 먹으면 장에 큰 부담을 주게 된다. 또한 흡수된 포도당을 세포 내로 받아들이는 능력이 떨어지기 때문에(인슐린 저항성) 미처 사용하지 못한 포도당이 몸속에 남는다.

흡수되지 않은 포도당은 몸속에서 '당화(糖化)'라는 현상을 일으킨다. 당화란 단백질이나 지질과 당이 결합하여 최종당화산물(AGE, 당독소)이라는 물질을 만들어 내는 것을 말한다.

AGE는 세포의 노화를 촉진하고 염증을 일으킨다. 남은 포도당은 결과적으로 지방이 되어 쌓인다.

Chapter5
Improve your overall wellness with a healthy gut routine.

• 193

이처럼 현재 처리할 수 있는 능력보다 더 많은 당질을 섭취하면 몸의 노화를 촉진하고 지방을 쌓게 되는 결과를 낳는다. 당질을 처리하는 능력을 올리려면, 역설적이지만 당질을 섭취하지 않는 시간을 더 길게 잡아야 한다.

파스팅을 하면 인슐린 저항성이 개선된다는 사실은 지금까지 일관되게 보고되어 왔다. 간헐적 파스팅을 해서 먹는 시간과 먹지 않는 시간을 정확히 구분하면 몸에 인슐린 저항성을 개선할 기회를 줄 수 있다.[1]

가장 중요한 영양인 당질을 더 많이 사용할 수 있는 몸으로 되돌리는 것이 목표이다.

당질 중독에서 벗어나려면?

당질은 뇌 안에서 마약과 똑같은 작용을 일으킨다는 무시무시한 연구 결과가 있다.

마약과 똑같은 작용이라는 것은 중독이 된다는 것, 다시 말해 섭취하지 않으면 금단 증상이 일어난다는 뜻이다.

특히 밀은 그 효과가 명백하다. 연구에서는 마약의 작용

[1] Elizabeth F Sutton et al., *Early Time-Restricted Feeding Improves Insulin Sensitivity, Blood Pressure, and Oxidative Stress Even without Weight Loss in Men with Prediabetes*, 2018.

을 차단하는 날록손이라는 약을 비만인 사람에게 복용하게
했더니, 탄수화물 섭취가 억제되었다는 결과가 나왔다.[2]
이는 탄수화물이 뇌 안에서 엔돌핀이라는 뇌내 마약을 유
도하여 먹을 때마다 행복감을 느끼게 된다는 것을 나타낸
다. 그리고 뇌내 마약이 나온다는 것은 탄수화물이 고갈되
면 금단 증상이 나와 단 것을 더 찾게 되는 악순환에 빠진다
는 뜻이다.

　어느 정도의 기간 동안 당질을 철저히 제한할 필요가 있
을까? 탄수화물을 심하게 갈망하는 기간은 약 닷새이므로
그동안 탄수화물을 제한한다면 그 후에는 제어하기가 쉬워
진다.

　이 닷새 동안에는 인슐린 분비가 철저히 억제된다. 이때
앞에서 설명한 대로 탄수화물 이외의 에너지를 섭취하면서
본 브로스 파스팅을 병행하는 것이 효과적이다. 이 **파스팅에
들어가기 전에 1주일 정도는 식사 이외의 탄수화물은 섭취하지 않
고 간식도 먹지 않도록 준비할 필요가 있다.**

---

[2]　Daniel D Langleben et al., *Depot naltrexone decreases rewarding properties of sugar in patients
with opioid dependence, 2011.*

Chapter5
Improve your overall wellness with a healthy gut routine.

• 195

4

식사의 습관화②

양질의 지질을 섭취해라

60조 개 이상 있다고 하는 우리의 세포는 세포막이라는 막으로 둘러싸여 있다.

건강한 세포의 세포막은 탄력성이 뛰어나서 효소나 영양소가 부드럽게 세포 내로 들어가 노폐물과 독소를 배출하여 세포를 건강한 상태로 유지하게 한다. 세포막을 구성하는 중심 성분은 지질이다. 섭취한 지질이 염증을 일으키기 쉬운 지질인 경우에는 세포막에서 염증이 일어나 세포 기능이 현저히 떨어진다.

따라서 **우리가 어떤 지질을 골라서 먹느냐에 따라 상상 이상으로 세포 기능에 영향을 끼친다는 사실을 반드시 인식해야 한다.**

당질 제한을 하면 몸은 심하게 에너지가 부족하다는 것을 느낀다.

그래서 당질 제한 중에는 적당한 단백질과 충분한 양의 지질이 포함된 식사를 하지 않으면, 단순히 몸을 에너지가 부족한 아사 상태로 만드는 것이나 다름없다. 그러한 상태는 면역력이 현저히 떨어져 일상생활에서도 활력이 줄어들게 된다.

현재 많이 도전하는 당질 제한법은 단백질 섭취량과 지질의 종류에 대한 제한이 없는 방법들이다. 이런 방법을 사용하면 당질 제한으로 개선하고 싶은 인슐린 저항성이 개선되지 않는다.

호르몬 이상이 개선되지 않은 채 살이 빠지기 때문에 결국에는 몸이 원래대로 돌아가게 되는 것이다. 즉 많은 사람들이 요요 현상을 일으키는 식사법을 하게 되는 것이다.

염증을 일으키는 지질을 피해라

나쁜 지질을 섭취하면 몸속에서 염증을 일으킨다는 사실은 그다지 알려져 있지 않다.

나쁜 지질이란 어떤 것일까? 간단히 말하면 '열화하기

Chapter5
Improve your overall wellness with a healthy gut routine.

• 197

쉬운 지질'이다. 대표적인 것으로는 식물의 씨앗으로 만든 기름이다. **콩기름, 해바라기유, 카놀라유, 면실유 등, 소위 말하는 샐러드유의 주성분**이다. 이러한 기름의 주성분은 다가불포화 지방산이라고 해서 지방산 속에 열화하기 쉬운 부분을 여럿 갖고 있다.

이렇게 열화하기 쉬운 기름을 바탕으로 우리의 세포가 만들어지면 당연히 세포 기능이 떨어진다.

쇼트닝, 마가린 등 공업적으로 만들어진 기름도 염증을 잘 일으킨다.

포장지에 식물 유지, 쇼트닝이라는 단어가 기재되어 있는 가공 식품은 모두 나쁜 기름으로 만들어진 식품이다. 이러한 기름을 반복해서 사용했을 때 일어나는 열화는 몸에 상당한 손상을 입힌다. 외식할 때 먹는 음식이나 슈퍼에서 파는 반찬과 도시락의 기름은 어떤 종류를 쓰며 얼마나 사용했던 기름인지 전혀 알 수 없다.

따라서 건강한 생활습관을 지니려면 **처음에는 지질을 사용한 식품을 전부 다 직접 만든 음식으로 바꿔서 섭취하고 외식은 삼가는 것이 좋다.**

섭취해야 하는 좋은 지질이란?

그렇다면 섭취해야 할 지질은 어떤 것일까?

바로 **소고기, 돼지고기, 닭고기 등의 동물성 지질, 버터, 기버터 (버터에서 유당, 단백질을 제거한 것), 올리브오일, 코코넛오일, 생선 등의 지질**이다.

또한 **아보카도나 아몬드, 호두 등의 견과류, 다크 초콜릿**도 양질의 지질이다.

동물성 지질은 원래 콜레스테롤이 높고 심장병을 일으킬 위험이 올라간다는 우려 때문에 되도록 섭취하지 말도록 장려해 왔다. 그러나 지금은 아니라고 분명히 선을 긋고 있다.

다만, 현대에는 소, 돼지, 닭이 콩이나 옥수수 등으로 만들어진 사료를 먹고 자라는 경우가 많아서 식물 유지가 많이 들어간 지질이 되었다는 점은 주의해야 한다. 그래서 소, 돼지, 닭고기를 과다 섭취하면 식물 유지를 대량으로 섭취한 것과 같은 결과가 나온다.

동물성 고기는 과다 섭취하지 않도록 주의하도록 하자. 풀을 먹고 자란 소(그래스페드 소)는 문제없다. 마찬가지로 생선

은 자연산을 먹도록 하고 곡물을 먹이로 먹는 양식 생선은
피해야 한다. 이들 기름은 값이 살짝 비싸지만, 기름을 바
꿨을 때 생기는 건강상의 이점을 생각하면 투자할 가치가
있다.

양질의 지질을 섭취하면 새로 만들어지는 세포는 양질
의 세포막으로 이루어진다.

몸속의 세포를 건강하게 바꾸어 가려면 섭취하는 지질
종류를 엄격하게 제한해야만 한다. 양질의 지질은 섭취해
도 염증을 일으키지 않기 때문에 살이 찔 염려가 없다.

반대로 나쁜 기름은 조금만 섭취해도 체내에서 염증을
일으켜 계속 남아 있다. **파스팅을 시작하기 1~2주 전부터 지질
을 완전히 바꿔 두는 것이 중요하다.**

5

28일간의
'식사 습관화 개선'

며칠이라는 일정한 기간 동안 식사 제한이나 파스팅을 실천하면 몸무게는 줄어든다.

그런데 대체 무엇이 줄어들었을까? 실제로는 줄이고 싶은 지질이 거의 줄어들지 않았다.

여기서는 대부분 수분이 줄어들었다. 식사를 섭취하지 않으면 간장이나 근육에 저장된 글리코겐이라는 당질이 호출된다.

이 글리코겐에는 물 분자가 결합되어 있어 분해할 때 수분도 같이 잃어버리게 된다.

게다가 당이 부족하면 자신의 근육을 분해해서 아미노산을 만들어 당에 대사를 하게 된다. 식사를 제한하고 초기에 감소하는 것은 수분과 근육이지 지방이 연소된 것은 아니다.

Chapter5
Improve your overall wellness with a healthy gut routine.

• 201

지방이 연소하려면 지방을 합성하는 호르몬인 인슐린을 똑바로 억제해야 한다.

이 인슐린의 기능 저하(인슐린 저항성)를 개선하려면 꽤 시간이 든다.

즉 지방을 태우는 몸이 되려면 시간이 걸리는 법이다.

지질을 연소하려면

지방은 언제 연소될까?

지방은 안정되었을 때 근육 내에서 대사되어 연소한다. 간단히 말하자면, 인간은 잠을 자는 동안에 지방을 연소한다. 지방을 써서 에너지 대사를 하게 되면 지방이 연소한다는 것이다. 그러려면 우선 **인슐린 기능 개선 그리고 지방을 연소하는 근육량을 늘리는 것**이 필요하다.

저녁 식사를 마치고 혈당치가 상승하면서 그와 함께 인슐린이 분비된다.

그 후에 인슐린이 혈당을 충분히 저하시키면 인슐린 분

비가 멈추고 지질 분해가 시작된다. 따라서 인슐린의 기능이 충분히 발휘되어 빠르게 저하해야 할 필요가 있다.

인슐린 저항성이 있으면 인슐린이 쉽게 저하되지 않아 아무리 지나도 지방이 연소되지 않는다. 인슐린 저항성을 개선하는 방법이 바로 파스팅이기 때문에 다이어트에는 파스팅을 받아들여야 할 필요가 있는 것이다.

저녁 식사를 먹지 않는 다이어트는 취침할 때 인슐린의 값이 충분히 낮아지기 때문에 당연히 효과는 높지만, 공복인 상태로 잠을 자면 스트레스가 쌓이기 때문에 저녁 식사를 아예 먹지 않는 다이어트는 권장하지 않는다.

28일에 걸쳐 바꾸는 식사 습관

28일 동안 우리가 들여야 할 식습관은 간헐적 파스팅이다.

3장 10(140페이지)에서도 소개했듯이 인슐린 저항성을 개선하려면 며칠 동안 식사를 섭취하지 않는 파스팅을 할

Chapter5
Improve your overall wellness with a healthy gut routine.

• 203

필요는 없고, 하루에 16시간 식사를 섭취하지 않는 간헐적 파스팅만 해도 충분히 효과를 볼 수 있다.

그러나 매 끼니마다 당질을 섭취하고 그 사이에 간식까지 챙겨 먹으면 16시간 동안 식사를 하지 않는 식사법을 꾸준히 하기란 상상 이상으로 어렵다.

그렇기 때문에 조금씩 진행해야 할 필요가 있다.

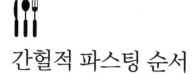

간헐적 파스팅 순서

6

28일 가운데 첫 1주일이 가장 중요한데, 이 시기를 극복할 수 있느냐가 성공과 실패를 판가름한다.

1주차(1~7일)

처음 4일 동안은 본 브로스 파스팅을 해서 당질을 최대한 제한하여 장의 안정을 꾀한다.

이 본 브로스에는 장관을 치유하는 양질의 단백질이 들어 있기 때문에 장내 환경을 개선하는 효과까지 볼 수 있다.

3일 동안 완벽한 본 브로스와 수분, 허브티만 마시며 생활한다.

4일째 되는 날 낮에 소화 부담을 주지 않기 위해 그린 스무디를 섭취하고, 밤에는 채소찜과 샐러드를 중심으로 소

Chapter5
Improve your overall wellness with a healthy gut routine.

• 205

량의 단백질과 지질을 섭취한다.

5일째부터 7일째는 이제 적은 식사로도 만족할 수 있는 상태가 되어 있기 때문에 의식적으로 당질을 1,000g 이하로 줄인다. 이는 흰 쌀밥으로 따지면 두 그릇에 해당하는 양이다.

5일째부터 7일째까지는 식사 시간을 12시간 이내로 제한한다. 12시간 동안 세 끼를 섭취해도 좋지만 간식은 먹지 않도록 하자.

2주차 이후

2주차부터는 식사 시간을 서서히 짧게 줄인다.

식사 시간을 조금씩 짧게 줄이는 절차를 '**크레센도 파스팅**(크레센도 crescendo: 음악기호로 점점 강해진다는 뜻)'이라고 한다. 12시간에서 10시간, 10시간에서 8시간으로 점점 식사 시간을 짧게 줄인다.

처음에는 아침 식사를 늦추는 것부터 시작하다가 슬슬 제외한다. 점심과 저녁 하루 두 끼를 기본으로 하고 점심 식사를 시작하는 시간부터 저녁을 마칠 때까지 8시간 안에 끝내도록 2주 동안 천천히 습관을 들인다.

이미지로는 1주일 동안 이틀은 식사 시간을 8시간으로 하고, 나머지는 10시간으로 하도록 목표를 잡는다.

4주차에는 다양한 도전을 해 보자.

예를 들어 매일 식사 기간을 8시간으로 잡아 보기도 하고 1주일에 두 번은 식사 시간을 4시간으로 잡아 보기도 하고 하루에 한 끼만 먹어 보는 등 조금씩 식사 시간을 줄이도록 강도를 높이는 것이다.

달성 정도에는 개인차가 크게 작용한다.

당질 의존이 강한 사람(특히 식사 말고도 간식이나 과자를 먹던 사람 등)은 처음 본 브로스 파스팅을 하루 동안 하는 것도 힘들 수 있다. 파스팅을 하는 중에 머리가 멍해지거나 손발이 저리거나 몸에 한기가 느껴져 계속하기가 힘들 것이다. 그럴 때는 일단 멈추도록 하자. 그리고 한 달 동안 간식을 끊고 나쁜 지질을 자제한 다음 다시 도전하면 대부분 성공할 수 있다.

파스팅도 근력 트레이닝과 마찬가지로 조금씩 반복했을

Chapter5
Improve your overall wellness with a healthy gut routine.

· 207

때 파스팅에 대한 체력이 붙기 시작한다. **도전해 보고 힘들어서 멈춘다 하더라도 여러 번 반복하면 당질을 섭취하지 않아도 괜찮은 몸으로 바뀔 것이다.**

그동안에 무엇을 먹고 무엇을 먹지 말아야 하는지 궁금해 하는 사람이 있는데, 일단 정해진 식사 시간 동안 식사를 섭취하는 것에만 집중해서 지키기만 해도 충분하다. **나쁜 지질을 되도록 섭취하지 않는 것만 꼭 지키도록 노력하자.**

다시 말해 외식을 자제하고 도시락이나 반찬을 집 밖에서 먹지 않도록 최대한 피하는 것이다.

채소를 많이 섭취하기, 밀가루 음식은 되도록 섭취하지 않기, 수분을 충분히 섭취하기 등 세세한 규칙도 물론 있다. 그러나 **식사 시간을 짧게 하여 장의 안정을 꾀하는 시간을 최대한 길게 가져가는 것, 이 한 가지에만 집중하자.**

이 간헐적 파스팅은 꾸준히 할 수 있다. 나는 기본적으로 매일 8시간 이내에 식사를 하도록 신경 쓰고 있다. 적어도 8시간 이내에 식사를 마치고 취침할 때까지 2시간 정도를 비워 두면 살이 찔 걱정은 거의 없어진다.

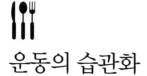

7

운동의 습관화

스쿨에서는 28일 동안 간헐적 파스팅을 하는 습관을 들이면서 동시에 운동 습관도 같이 들이도록 운동을 조금씩 하라고 권장한다.

하지만 갑자기 매일 30분씩 달리거나 영상을 보면서 에어로빅을 하라고 해도 작심삼일로 끝나는 경우가 허다하다. 캐나다 빅토리아대학에서는 학생이 헬스장에 정기적으로 가게 될 때까지 얼마나 걸리는지 관찰한 사례가 있다. 실험이기 때문에 충분히 감시를 한 상황인데도 습관을 들이기까지 6주가 걸렸다.[1]

습관이란 무의식중에 하는 행동이다. 천근만근인 다리를 억지로 들지 않고 자연스레 운동을 한다는 마인드를 가지려면 상당한 장벽을 넘어야 한다. 하물며 아무도 감시하지 않는 상황에서 자신의 의지만으로 운동 습관을 들이기란 하늘의 별 따기나 마찬가지다.

---

[1] Navin Kaushal & Ryan E Rhodes, *Exercies habit formation in new gym members: a longitudinal study*, 2015.

Chapter5
Improve your overall wellness with a healthy gut routine.

• 209

할 수밖에 없는 환경을 준비해라

운동 습관을 들이려면 반드시 할 수밖에 없는 환경을 준비해야 한다.

그러려면 우선 하루의 운동량을 '하지 않아야 할 변명을 생각하기도 어려울 정도'로 간단하게 설정해야 한다.

예컨대 팔 굽혀 펴기 1회, 스쿼트 1회를 하루의 목표로 설정하는 것이다. 아무리 귀찮아도 1회 정도는 할 수 있을 것이다.

이렇게 작은 단계라 할지라도 행동을 일으키는 것이 중요하다.

1회를 하면 2회, 3회로 늘리는 것은 그렇게 어렵지 않다. 1회를 목표로 잡는 것이 우선이다.

여기서 한 가지 주의할 점이 있다.

전날 10회 했으니 오늘은 최소 10회 이상은 해야지. 이런 생각은 결국 포기를 부르는 생각이다.

전날에 10회를 했다 하더라도 오늘의 목표는 우선 1회다. 그러면 최소한 운동을 하지 않고 넘어가는 일은 없을 것이다. 습관화할 때 중요한 것은 **같은 일을 반복하는 것**이다. 반복하는 것에 저항이 없어지고 나서 회수나 강도를 올리면 된다.

그리고 한 가지 더 있으면 좋은 것이 바로 **강제력**이다.

습관화를 하려면 그 행동을 지지해 주는 환경이 필요하다.[2]

운동을 응원해 주는 환경, 할 수밖에 없는 환경을 얼마나 잘 만들어 내는가가 습관화의 키포인트다.

그래서 건강 스쿨에서는 실제로 그날 했던 운동을 동료들에게 꼭 보고하라고 한다. 반드시 보고를 해야 하기 때문에 강제력이 따르는 것이다.

혼자서 열심히 할 때는 주변 사람들에게 운동한다고 선언을 하거나 SNS로 매일 기록하는 등 강제력이 작용하는 환경을 준비하는 것이 좋다.

[2] David Nel et al., *The Science of Habit CREATING DISRUPTIVE AND STICKY BEHAVIOR CHANGE IN HANDWASHING BEHAVIOR, 2015.*

Chapter5
Improve your overall wellness with a healthy gut routine.

• 211

최종 목표 설정은?

건강을 유지하기 위한 최종 목표는 하루에 4분에서 10분 정도 근력 키우는 운동을 하는 것이다.

30분 이상 실시하는 유산소 운동보다 **근육의 위축을 막는 근력 트레이닝**을 중시해서 하자.

굳이 헬스장에 가서 기계나 덤벨을 사용할 필요는 없고, 자신의 체중을 이용하는 자중 트레이닝으로도 충분한 효과를 볼 수 있다. 팔 굽혀 펴기, 복근운동(셋업), 스쿼트, 런지(다리를 앞뒤로 벌리고 웅크리는 동작), 점핑 잭스(점프하며 팔다리를 좌우로 뻗는 동작) 등이 좋다.

추천하는 운동 방법은 HIIT라는 고강도 인터벌 트레이닝인데, 운동과 휴식을 교대로 넣으면서 단시간에 운동 효과를 높이는 방법이다. 구체적으로는 20초 동안 전력을 다해 운동하고 10초 동안 휴식을 취하는 것이다. 이를 1세트로 8회 반복하는 4분짜리 운동을 2세트 하는 것이 최종 목표다.

정기적인 운동은 성장 호르몬의 분비를 촉진한다.

성장 호르몬은 말 그대로 성장과 관련된 호르몬인데, 10대까지는 왕성하게 분비되지만 나이가 들면서 서서히 쇠퇴된다. 성장 호르몬은 노화도 예방하는 호르몬이라 근육 증량이나 피부의 탄력과도 관련이 있다.

운동은 성장 호르몬의 분비를 촉진하는 가장 확실한 방법이다.

운동을 계속하면 노화하지 않는 몸을 유지할 수 있다.

장시간의 운동은 면역력을 떨어지게 만들지만, 단시간에 할 수 있으면서 심박수를 올려주는 운동은 혈액 속의 림프구를 증가시켜 체내 순찰을 강화한다. 매일 조금씩 운동을 하면 침입한 바이러스를 포획하는 자연 살해 세포 등이 활성화되어 감염 대책을 할 수 있다는 뜻이다.

Chapter5
improve your overall wellness with a healthy gut routine.

• 213

8

장내 환경 개선을 위한 3R

간헐적 파스팅 식사법과 운동을 습관으로 들인다면 건강 상태는 점점 좋아질 것이다.

거기에 더해 장내 환경을 다지기 위한 방법이 있다.

장내 환경을 다지려면 3가지 단계가 있는데, 각각 영어로 '**Reset(리셋)**', '**Rebuild(재건)**', '**Reinoculate(재주입)**'의 머리 글자를 따서 **장내 환경 개선을 위한 3R**이라고 부른다.

이 3R의 순서가 중요하므로 차례대로 시행한다. 마지막 'Reinoculate'는 재주입이라는 뜻인데, 구체적으로는 양질의 발효 식품 등을 섭취하는 것을 말한다.

장내 환경을 다지려고 비피더스균이나 유산균이 듬뿍 들어간 요구르트나 낫토 등 발효 식품을 먹거나 혹은 유산균 등이 들어간 영양제를 섭취하는 사람이 있다. 그러나 몸

에 좋을 줄 알고 했던 이런 행동들이 오히려 역효과를 부르
는 사람도 있다는 사실을 알아 두자.

4장 3(154페이지)에서 소개한 소장 내 세균 과식증
(SIBO)이라는 병태를 가진 사람이 발효 식품이나 유산균제
제를 섭취하면 복부 증상이 악화된다.

장내 세균의 균형이 무너진 사람의 배에 균이 더 들어가
는 것은 위험한 행위가 될 수도 있다.

진흙물에 물고기를 놓아 준다 해도 그 물고기는 결코 거
기서 살아갈 수 없다. 지저분한 장내에 아무리 좋은 균을
넣어도 효과는 없다. 먼저 물을 깨끗이 하는 것, 즉 장내를
세정하는 것이 급선무이다. 이제부터 그 방법을 설명하겠
다.

❶Reset(리셋)

처음에는 장내 환경을 일단 리셋하는 것을 목적으로 시
작한다.

전통적으로 장의 상태를 좋게 만들기 위해 사용되어 온

Chapter5
Improve your overall wellness with a healthy gut routine.

• 215

허브나 식품 등을 써서 장내의 유해균을 소탕한다.

다음 4가지 종류를 사용하자.

A. 오레가노 오일

오레가노 오일은 2500년 이상 전부터 사용되어 온 슈퍼 오일이다.

오레가노 오일의 활성 화합물 중 하나인 '카바크롤'은 항바이러스, 항균, 항진균의 특성을 갖추고 있어 장 속에 있는 칸디다 등의 진균이나 기타 유해균에게 항균 효과를 발휘한다.

몸속의 칸디다 진균증은 장내뿐만 아니라 여성의 질칸디다증이나 구강 칸디다증(혀가 하얘진다)으로 증상이 나타나는데, 이 경우에 오레가노 오일은 강력하게 칸디다의 증식을 막는다. 수충이라 불리는 백선균 때문에 생기는 진균증에도 효과가 있다.

감기나 인플루엔자 외에도 노로바이러스나 O-157 등의 식중독에도 효과를 발휘한다.

비타민C, 비타민E 등의 항산화 성분 함유율이 뛰어나게 좋아서 세포의 노화를 늦추는 안티에이징 약으로서도 기대를 받고 있다.

B. 알로에베라 주스

알로에 잎 전체를 분쇄하여 만든 주스이다.

알로에베라는 식이섬유가 많이 들어 있어서 장내 유익균의 먹이가 되어 장내 환경의 균형을 잘 다져 준다. 비타민B군, 비타민C, 비타민A가 풍부하여 아미노산도 많이 함유하고 있다.

전통 인도 의학 아유르베다에서는 알로에베라가 변비나 기타 위장 불량을 치료하는 데 사용되어 왔다. 알로에베라 주스는 항균성, 항진균성, 항바이러스성이 있어 면역 기능도 올라가게 해 준다. 알로에 아보레센스가 의사도 필요 없는 명약으로 불리며 예로부터 화상이나 베인 상처 등에 민간요법으로 쓰여 왔는데, 알로에베라와는 다른 식물이다.

C. 콜로이드 실버

실버(은)는 일상생활에서 사용되는 물품에 끼워 넣어 인간의 병이 만연하는 것을 예방하기 위해 예로부터 사용되어 왔다.

Chapter5
Improve your overall wellness with a healthy gut routine.

• 217

치료 목적으로 사용된 가장 오래된 기록은 기원전 1500년 중국의 한나라까지 거슬러 올라간다.

은은 세균의 세포벽에 구멍을 뚫고 그 속으로 들어가 세포의 호흡을 막아 증식을 억제한다.[1] 콜로이드 실버란 물속에서 은이 균일하게 분산된 상태로 있는 용액을 말하는데, 항균이나 항바이러스, 항진균 효과를 발휘한다.

D. 파우 다르코

브라질의 국화인 파우 다르코는 높이가 8m 정도 되는 나무다.

잉카 시대부터 남미의 선주민은 파우 다르코의 나무껍질을 건조시켜 칸디다, 말라리아 등의 감염증 치료에 이용해 왔다.[2] 최근에는 항암 작용으로도 주목을 받고 있다.

이상 4가지 성분을 1주일 동안 복용해서 장내 환경 개선의 기초를 만든다.

[1] Wilson Sim et al., *Antimicrobial Silver in Medicinal and Consumer Applications; A Patent Review of the Past Decade (2007~2017), 2018.*

[2] Gurpreet Kaur & Neelam Verma, *Nature curing cancer- review on structural modification studies with natural active compounds having anti-tumor efficiency, 2015.*

9

유익균의 둥지를 만들어라

Reset 단계를 마쳤다면 이제 Rebuild(재건) 단계로 들어가자.

재건이란 장내의 점막 조직을 회복하여 유익균이 살기 좋은 환경을 만드는 것을 말한다.

②Rebuild(재건)

A. 활성탄

활성탄에는 식품 첨가물, 화학약품, 농약, 중금속(수은, 납, 카드뮴, 비소 등)을 달라붙게 하는 작용이 있다.

활성탄 스스로는 소화관에서 체내로 흡수되지 않기 때문에 복용한 물질의 흡수를 감소시키는 효과가 있다. 급성 약물 중독 등일 때는 실제로 의료 현장에서도 사용된다.

Chapter5
Improve your overall wellness with a healthy gut routine.

• 219

장내 환경을 개선하려면 활성탄으로 장내를 깨끗이 씻어내는 작업이 반드시 필요하다.

B. L-글루타민

글루타민은 체내에서 합성할 수 있는 아미노산이며 필수아미노산은 아니다.

그러나 부상이나 감염 등으로 몸에 스트레스를 주었을 때는 쉽게 부족해지기 때문에 반드시 음식으로 섭취를 해야 할 아미노산이다.

체내의 글루타민 중 30%는 장 속에 존재한다. 글루타민에는 장 점막의 틈을 막아주는 타이트 정션(tight junction, 세포막이 서로 밀착되도록 하는 것)의 기능을 개선하는 효과가 있다.

다시 말해 장누수증후군을 회복하여 장내에 일어난 염증을 없애는 효과가 있다.

활성탄은 1주 동안, L-글루타민은 영양제로 6주 동안 복용한다.

이 시기에는 다음에 소개하는 것들을 의식적으로 섭취

하자.

- 코코넛 오일, MCT 오일: 항진균 효과
- 울금, 생강, 마늘: 항염증, 장내 환경 개선 효과
- 그래스페드 버터, 그래스페드 기버터: 대장 내의 염증 개선
- 사과식초: 항균, 항산화 효과

③Reinoculate(재주입)

Rebuild에서 활성탄을 1주 동안 끝마쳤다면(글루타민은 계속 복용하면서) 마지막으로 Reinoculate(재주입) 단계로 들어간다.

주입하는 것은 식이섬유와 발효 식품이다.

발효 식품은 일반인에게 매우 자연스러운 발효 식품을 섭취하도록 주의를 기울이자.

채소나 과일을 먹어 식이섬유는 물론, 유익균이 더 좋아하는 먹이(프리바이오틱스)를 적극적으로 섭취해야 한다.

Chapter5
Improve your overall wellness with a healthy gut routine.

• 221

A. 프리바이오틱스

파

양파

아스파라거스

라피노즈(비트에서 추출한 천연 올리고당)

사일리움

글루코만난(곤약)

B. 발효 식품

김치

된장

간장

미림

쌀겨 절임

누룩

낫토

콤부차

(홍차 버섯이라고도 불린다. 설탕을 넣은 홍차, 녹차, 우롱차 등을 발효시킨 음료)

이들을 매일 식탁에 조금씩 올려 동양인에게 맞는 장내 환경을 형성한다.

개인적으로 요구르트, 사우어크라우트, 케피아 등의 발효 식품은 동양인이 예로부터 섭취해 왔던 것이 아니라서 동양인에게 적절한 장내 세균의 균형을 무너뜨릴 위험이 있다고 생각한다.

Chapter5
Improve your overall wellness with a healthy gut routine.

• 223

10

평생 이어가는 건강 습관

인간은 단기적 욕구에 대해서는 행동을 취하지만, 장기적인 이점에 대해서는 행동을 일으키고 이어가는 것을 어려워한다.

28일 동안 건강 습관을 들이는 도전을 하면, 많은 사람들이 자신의 상태가 개선되었다는 것을 느낀다. 그러나 이 단기 프로그램이 끝나면 또 바로 평소 하던 생활로 돌아간다. 특히 운동 습관은 28일 가지고는 확립되지 않기 때문에 한 번 게으름을 피우면 계속 게으름을 피우게 되고, 결국에는 전과 같은 상태로 돌아가고 만다.

그래서 스쿨에서는 28일이 끝난 후에도 3개월 동안은 자신이 한 운동 내용을 보고하도록 의무화했다.

약 90일 동안 지속하다 보면 운동을 하지 않았을 때 왠지 찝찝한 느낌이 드는 상태가 된다.

그러니 우선 3개월 동안 힘들이지 않고 꾸준히 해 보면 그때까지 보지 못했던 경치가 눈앞에 펼쳐질 것이다.

꾸준히 하면 몸이 원하는 것이 바뀐다

건강 습관의 가장 큰 걸림돌은 꾸준히 할 수 있는가이다. 감량이라는 목적이 있을 때는 간헐적 파스팅을 몇 개월이든지 지속할 수 있다.

목표 체중을 달성하면 식사 시간을 12시간 이내로 하는 등, 제한을 풀어도 문제없다. 나는 주 5일은 8시간 이내에 식사를 마치고, 아무리 길어도 12시간 이상으로 식사 시간을 설정하지는 않는다.

가공 식품(특히 과자)을 먹지 않기, 나쁜 지질을 섭취하지 않기, 주스나 사이다를 마시지 않기 등은 얼핏 지속하기가 어려워 보일 수도 있지만, 일정 기간 동안 끊었다가 다시 먹었을 때 몸이 불편해지는 경험을 해 보면 다시는 입에 대고 싶다는 생각이 싹 사라진다.

나도 전에는 편의점에서 매일 초콜릿을 사서 먹었는데, 지금은 눈에 보여도 먹고 싶다는 욕구가 생기지 않는다.

Chapter5
Improve your overall wellness with a healthy gut routine.

• 225

몸이 원래 필요로 하지 않는 것은 자연스레 입에 대지 않게 되어가는 것이다.

스트레스도 없고 자신에게
꼭 맞는 생활을 보내라

당질(탄수화물)은 원래 인간의 주요 영양원이다.

그래서 일정 기간 동안 제한한 후에는 당질을 섭취하는 생활로 돌려야 한다.

블루존이라는 세계 5대 장수 마을이 있다. 90세 이상이나 100세 이상인 사람도 많고 건강하게 생활하는 지역으로 소개되었다. 그 5대 장수 마을 중 하나가 오키나와이다(그러나 현재 오키나와는 일본 중에서도 비만 비율이 가장 높은 지역이라 오키나와의 고령자들만 대상으로 한다).

오키나와의 고령자들이 어떤 생활을 보냈는가 하면, 단백질이나 지질 등은 거의 섭취하지 않고 고구마만 먹었다. 영양의 90%를 탄수화물에서 섭취했다는 것이다. 식사는 반드시 80% 정도만 배가 부르도록 먹고, 자주 걸어 다니느라 앉아만 있지 않았으며 사람들 사이에 적극적으로 들어가 고독해지지 않도록 꼬박꼬박 지키며 생활했다.

우리는 '건강을 위해'라는 말을 들으면 곧장 먹어야 할 것과 먹지 말아야 할 것에만 주목하는데, **스트레스가 없는 생활을 얼마나 보내는가가 가장 중요**하다.

내가 운영하는 온라인 스쿨에서는 장관 세정법, 디톡스법, 암에 걸리지 않는 식사법 등을 실천하게 하고 있는데, 이런 방법들을 반드시 모든 사람들이 해야 한다고는 생각하지 않는다.

이 책에서 소개한 방법을 실천하고, 우선 지금까지 해 왔던 생활 스타일을 리셋하는 것만으로도 충분한 성과를 얻을 수 있다. 그리고 일단 리셋을 하면 당신의 라이프스타일을 생각해서 자신과 맞는 영양, 운동, 수면, 그리고 스트레스 관리법을 찾아보면서 평생 동안 지속해 나가야 할 것이다.

에필로그 Epilogue

건강 격차 시대가 오다

The age of health disparities has come.

2020년 4월, 처음 보는 사람에게 메일 한 통이 왔다.

열어 봤더니 서적 출판에 관심 있냐는 내용이었다. 전에도 비슷하게 수상한 메일이 왔던 터라 '또 왔네' 하고 생각했다. 하지만 받은 메일을 다시 살펴봤더니 정말 출판사에서 보낸 메일이라 솔직히 깜짝 놀랐다. 책은 언젠가 쓸 수 있으면 좋겠다고 막연히 바라긴 했지만, 아직은 먼 이야기라고 생각했다.

2020년 초에는 코로나 바이러스 이야기만 오르락내리락했다.

하지만 1월에는 일본에서 그렇게 큰 관심을 갖고 보도되지 않아서 나는 왜 이런 중대한 사안을 진지하게 전해 주지 않는지 화가 났다. 일본에서 내보내는 보도로는 정보를 전혀 알 수가 없어 서양의 의학 논문을 매일 같이 찾아서 읽었다.

그러다 이 정보를 하루라도 빨리 알려야겠다는 생각에 유튜브로 영상을 찍기 시작했다. 신종 코로나 바이러스 정보를 내보내기 전에는 채널 등록자가 아주 적었는데, 2개월 사이에 2만 명이 넘는 사람이 관심을 가져 주었다. 그리고 화제가 된 Dr. Ishiguro의 유튜브 채널이 크로스미디어 퍼블리싱의 눈에 들어와 이렇게 출판을 하게 되었다.

2020년 8월 현재, 코로나 바이러스 보도는 감염자가 몇 명이 나왔다든가 '외출과 접촉을 자제하자'라든가 사람을 어둡게 만드는 화제만 신문이나 텔레비전에서 연일 보도되고 있다.

나는 처음부터 이러한 자세에 반대했다. 감염력이 강하고 중증으로 발전했을 때 치사율이 높은 바이러스라는 사실은 틀림없다. 급성 바이러스 때문에 생기는 상기도 감염을 '감기'라고 부르는데, 신종 코로나 바이러스 때문에 생기는 감염도 '감기'라는 사실에는 변함이 없다.

우리가 해야 할 행동은 '어떻게 해야 감기에 걸리지 않는가? 감기에 걸리면 어떻게 나아야 할까?'를 생각해서 자신의 면역력에 주력하는 것이지, 바이러스에 감염될지도 모른다는 공포에 떠는 것이 아니다.

서양에서 나온 보고에 따르면, 비만인 사람이 신종 코로나 바이러스 감염에 저항력이 낮다고 한다. 그래서 이 책에서는 다이어트와 면역력 향상에 대해 전달할 필요가 있겠다고 생각해서 그런 취지로 쓰기 시작했다.

이 책에 쓰인 내용은 지금 출판되고 있는 서적들과 조금 분위기가 다르다고 느끼는 분들도 많을 것이다.

그야 당연하다. 이 책의 건강법은 실제로 내가 시행착오를 겪으며 해 왔던 건강 유지법이고, 내가 지도해서 1천 명이상의 사람들이 실제로 결과를 냈던 방법이다. 단순히 다른 사람들이 썼던 책에 나온 내용을 그대로 실은 것이 아니다. 지식은 경험이 동반되었을 때 비로소 이해하고 지혜가된다. 이 책의 건강법은 모두 직접 경험했던 지혜만으로 구성했다.

　건강 격차라는 말을 들어본 적 있는가?

　건강 격차란 태어나고 자란 환경, 하는 일, 소득 등의 원인으로 병의 위험이나 수명의 길이에 차이가 생기는 것을 가리킨다.

　현대인은 값싼 당질 중심의 가공 식품을 먹을 기회가 많아서 상대적으로 값비싼 채소나 과일을 섭취할 기회가 적어졌다. 일본인의 소득이 매년 내려가고 있는 것이 원인으로 지적되는데, 나는 그뿐만이 아니라고 생각한다. 건강 격차의 가장 큰 원인은 지금 먹고 있는 것이 몸에 좋지 않다는 사실을 '정말 모른다는 것'에 있다.

　앞으로 고령화 사회를 지나 인구의 20% 이상이 65세를 넘는 초고령화 사회로 들어갈 것이다.

　현대의 건강 상태를 그대로 가지고 초고령화 사회를 맞이하면 의료비나 요양비 등의 사회보장비가 파탄이 날 것이 눈에 선하다. 우리의 평균 수명은 세계 2위이다. 그러나 건강상의 이유로 일상생활을 제한받지 않고 보낼 수 있는 건강 수명은 남성이 8.4년, 여성이 12.1년 짧아진다.

다시 말해 만년에는 자립된 생활을 보내지 못하는 사람
이 대부분이라는 뜻이다.

앞으로 고령이 될 현재 40대나 50대 사람들이 제대로 된
건강 지식을 바탕으로 계속 자립된 생활을 보낼 수 있도록
운동도 하고 스트레스에 잘 대처하는 생활을 보내면 앞으로
건강 문제나 재정 문제의 대부분을 해결할 수 있을 것이다.

빈곤 때문으로 보이는 어린이들의 비만도 사회 문제이
다. 아이들에게도 가공 식품이나 탄수화물을 배불리 먹는
식습관이 어떤 폐해를 가져오는지, 채소나 과일을 먹는 식
사가 얼마나 중요한지에 대한 음식 교육을 같이 해야 한다.

건강 격차는 소득의 격차에서 생긴다기보다는 건강 지
식의 격차에서 생기는 것이다.

이 책에서 소개했듯이 먹지 않는 시간을 길게 설정한 식
사법을 실천하면 식비에 큰 차이 없이 건강한 식사로 바꿀
수 있다.

조금씩 해도 좋으니 실천해 보기 바란다.

나는 현재 병원에서 근무하는 시간 외에는 온라인으로

하는 건강 스쿨을 운영하고 있다.

거기서는 식사 말고도 운동, 수면, 명상 등 건강에 좋은 습관을 들이기 위한 프로그램을 제공한다. 건강에 있어서 멘탈이 꺾이거나 스트레스를 받는 것은 최대의 적이다. 그래서 스쿨에서는 '웃음' 트레이닝도 같이 하고 있다.

이러한 활동은 다른 의사들이 보면 '이단'이라고 생각할 것이다. 대체 무슨 수상한 일을 벌이고 있는지 의심할 수도 있다. 그래도 지속할 수 있었던 것은 가장 큰 이해해 주며, 내과 의사이기도 한 아내 가코 씨 덕분이다. 의사가 유튜브로 영상을 올리는 것에 처음에는 거부감이 있었다. 그러나 아들인 다쓰야와 히로가 매일 아버지의 영상을 보고 누구보다 빨리 좋아요 버튼을 눌러 준 것이 지속할 수 있었던 원동력이 되었다. 그 결과, 2020년 9월 현재에는 채널 등록자가 약 6.7만 명이나 되는 사이트로 발전했다. 앞으로도 일반인들의 건강에 조금이라도 기여할 수 있도록 정보를 공유하려고 한다.

어느 좋은 날

저자

자주 보는 재료로
면역력을 높여라

마늘
①면역력을 높여주는 재료
Garlic

생강
②면역력을 높여주는 재료
Ginger

버섯
③면역력을 높여주는 재료
Mushroom

사과식초
④면역력을 높여주는 재료
Apple cider vinegar

녹차
⑤면역력을 높여주는 재료
Green Tea

생강-울금-녹차라테
⑥면역력을 높여주는 재료
Special Drink

마늘

면역력을
높여주는 재료

1

Garlic

마늘에는 이눌린이라 불리는 식이 섬유가 풍부하게 들어 있다. 몸에 좋은 유익균이 선호하는 식품을 '프리바이오틱스'라고 부르는데, 마늘은 장 속의 환경을 개선하는 비피더스균의 프리바이오틱스가 되어 질환을 일으키는 균(해균)의 번식을 막는다.

마늘에는 면역 시스템이 세균과 싸우는 것을 도와주는 화합물이 함유되어 있다. 알리인이라 불리는 이 화합물은 마늘을 빻거나 씹으면 주요 유효 성분인 알리신으로 변화한다. 황이 들어 있는 이 알리신이 바로 마늘 특유의 향과 풍미를 내는 성분이다. 알리신의 대사산물은 체내에서 직접적으로 면역 기능을 향상시킨다. 대식세포, 림프구, 자연 살해 세포(NK세포), 수상 세포, 호산구 등 면역을 담당하는 세포를 자극해서 면역계를 활성화한다.

마늘 추출 성분이 들어 있는 영양제는 림프구가 늘어나도록 자극하는 작용을 하기 때문에 감기나 인플루엔자 증상이 가벼워지고 더 빨리 낫는다는 연구 결과가 있다. 또한 가을철에 12주 동안 마늘 추출물 영양제를 미리 섭취해 두면 그해 겨울에 감기 걸리는 비율이 63% 낮아진다는 데이터도 있다.

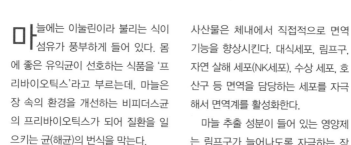

생강

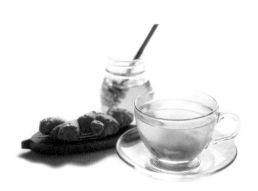

면역력을
높여주는 재료

2

Ginger

생강에는 소화를 돕고 구역질을 줄이며 인플루엔자나 감기를 개선하는 효과가 있다고 하여 전통의학이나 대체의학에서 오랜 세월 동안 꾸준히 애용해 왔다. 생강 특유의 향과 풍미는 진저롤이라는 성분에서 나온다.

강력한 항염증 작용과 항산화 작용을 하는 진저롤은 생강의 주요 생리 활성 물질이다. 그 덕분에 생강에는 관절통이나 생리통을 개선하는 효과가 있다. 게다가 뇌의 염증도 개선하여 치매를 예방한다.

구역질을 억제해 주는 생강의 효과는 처방받는 약과 같으며 임신부의 입덧에도 효과를 발휘한다. 또한 위장의 운동을 촉진하는 효과가 있어서 위(胃) 안에 쌓인 식사를 빠르게 배출해 준다.

또한 항균 활성과 항진균 활성이 있어서 다양한 세균과 진균이 증식하는 것을 억제해 준다. 구강 안에 있는 유해균에도 활성을 발휘하여 치주병을 예방하는 한편, 감기의 원인 바이러스인 RS 바이러스에 저항하는 힘도 강하게 만들어 준다.

감기에 걸렸을 때는 얇게 썬 생강을 15분 정도 끓인 다음, 생(生)레몬과 꿀을 넣어 생강차로 마시면 아주 좋다.

버섯

면역력을
높여주는 재료

3

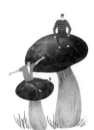
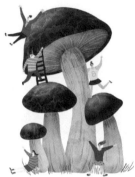

Mushroom

버섯은 모양과 크기와 색깔이 모두 다양하다. 표고버섯, 팽이버섯, 잎새버섯 등 흔히 슈퍼에서 볼 수 있는 버섯부터 영지버섯, 차가버섯, 노루궁뎅이버섯, 동충하초 등 약용 버섯까지 있다. 버섯에는 장의 운동을 도와주는 식이섬유가 풍부하다. 장내 환경을 조절해 주는 식이섬유는 면역력 향상에 빠질 수 없다.

베타글루칸은 버섯에 들어 있는 수용성 식이섬유의 일종이다. 면역 기능을 활성화하는 물질을 면역 조절제라고 하는데, 베타글루칸은 가장 효과가 좋은 면역 조절제로써 오랫동안 연구

보고되었다. 특히 베타글루칸이 암의 치료에 어떤 효과를 주는지에 대해서도 연구가 진행되고 있다. 표고버섯으로 만든 항암제가 오랫동안 실제 암 치료에 쓰여 왔다.

버섯류 파우더를 암에 효과적이라며 판매하기도 하는데, 허위 광고는 아니다.

강도 높은 운동을 장시간 동안 하면 면역력이 저하된다. 그래서 정상급 운동선수들은 의외로 감염에 약하다. 느타리버섯에 들어 있는 베타글루칸이 순환하는 림프구의 수를 늘려서 감기에 잘 걸리지 않게 해준다는 결과가 보고되기도 했다.

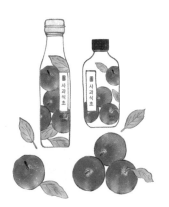

사과 식초

면역력을
높여주는 재료
4

Apple cider vinegar

사과식초는 사과주스를 발효한 식초다. 숙성한 와인처럼 산성이 강하고 향이 진하다. 농도가 높은 비타민C와 식이섬유와 산이 면역력을 높이는 효과를 발휘한다.

'하루에 사과 하나면 의사를 볼 일이 없다'라는 영어 속담이 있을 정도다. 이 말에는 건강에 좋은 효과를 가져다주는 사과에 대한 사람들의 지혜가 담겨 있다.

사과에는 강한 항산화력을 가진 사과 폴리페놀이 들어 있다.

그리고 사과펙틴이라는 식이섬유는 장의 운동을 도와 변비를 해소하고 장을 깨끗이 만드는 효과도 있다.

사과식초의 효과를 보려면 '초모(mother)'라는 유익균이 들어 있는 것을 사용해야 한다.

사과식초가 직접적으로 감기와 기타 감염에 어떤 저항력이 있는지 나타내는 연구 결과는 없다. 그러나 비타민C나 유익균이 풍부한 사과 식초는 예로부터 민간 치료제로 사용되어 왔다.

서양에서는 고대 그리스 때부터 식초와 꿀을 섞어 만든 옥시멜을 감기약으로 사용해 왔다.

물로 희석해서 양치용으로 쓸 수도 있다.

면역력을
높여주는 재료

5

Green Tea

녹차는 매일 마시는 것을 권장한다. 왜냐하면 녹차는 의외로 수퍼푸드이기 때문이다. 현재까지 녹차에는 심장 혈관 질환 예방 효과, 암 예방 효과, 당뇨병 진행 억제 효과가 있는 것으로 보고되었다.

그 중심에는 카테킨이라는 성분이 있다. 그중에서도 에피갈로카테킨갈레이트(EGCG)가 그러한 작용을 이끌어가는 중심적인 역할을 하는데, 염증을 억제하고 혈관을 보호하는 효과가 있다. EGCG에는 항바이러스 효과도 있어서 인플루엔자 바이러스, HIV바이러스, B형과 C형 간염 바이러스, 헤르페스 바이러스 등의 증식을 억제한다.

또한 EGCG는 2020년 초에 유행한 신종 코로나바이러스에 대한 항바이러스 효과를 가졌을 가능성도 보고되었다. 이 보고에서는 녹차와 똑같이 커큐민 성분을 가진 울금도 신종 코로나바이러스에 효과를 기대할 수 있다고 전했다.

카레의 향신료이기도 한 울금은 오키나와현에서 만들어지기 때문에 지금은 비교적 얻기가 수월하다. 울금은 독특한 풍미가 있어서 그대로 마시기는 힘들다. 그래서 녹차와 울금 그리고 생강을 같이 섭취할 수 있는 차 요리법을 소개하려 한다.

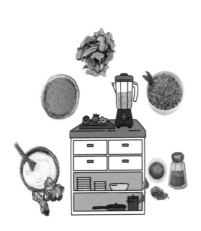

녹차라테 생강-울금-

면역력을
높여주는 재료

6

Special Drink

[요리법]

⊙ 녹차 파우더…1 작은술

⊙ 간 생강…1cm

⊙ 검은 후추…약간

⊙ 울금 파우더…1/2 작은술

⊙ 히말라야 핑크 솔트…약간

⊙ 그래스페드 유청 단백질…20g

재료들을 뜨거운 물 200~250㎖에 녹여서 블렌더로 잘 갈아 완성한다. 단맛을 원한다면 스테비아를 약간 넣거나 벌꿀을 첨가한다. 가루가 신경 쓰이는 사람은 뜨거운 물과 그래스페드 유청 단백질 대신 코코넛 밀크나 아몬드 밀크를 사용해도 좋다.

Increasing Immunity Through Eating Habits and Diet

먹어도 살이 찌지 않고 면역력이 생기는 **식사법**

2021년 6월 11일 1판1쇄 발행

지은이   이시구로 세이지
옮긴이   김소영

발행인   최봉규
발행처   청홍(지상사)
출판등록   1999년 1월 27일 제2017-000074호

주소   서울 용산구 효창원로64길 6(효창동) 일진빌딩 2층
우편번호   04317
전화번호   02)3453-6111 팩시밀리   02)3452-1440
홈페이지   www.cheonghong.com
이메일   jhj-9020@hanmail.net

한국어판 출판권 ⓒ 청홍(지상사), 2021
ISBN   979-11-91136-05-0   03510

공복 최고의 약

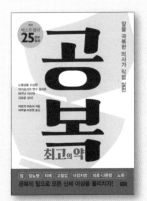

아오키 아츠시 / 이주관 이진원

저자는 생활습관병 환자의 치료를 통해 얻은 경험과 지식을 바탕으로 다음과 같은 고민을 하게 되었다. "어떤 식사를 해야 가장 무리 없이, 스트레스를 받지 않으며 질병을 멀리할 수 있을까?" 그 결과, 도달한 답이 '공복'의 힘을 활용하는 방법이었다.

값 14,800원 국판(148*210) 208쪽
ISBN978-89-90116-00-0 2019/11 발행

영양제 처방을 말하다

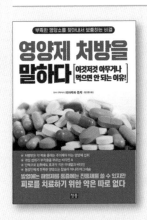

미야자와 겐지 / 김민정

인간은 종속영양생물이며, 영양이 없이는 살아갈 수 없다. 그렇기 때문에 영양소가 과부족인 원인을 밝혀내다 보면 어느 곳의 대사회로가 멈춰 있는지 찾아낼 수 있다. 영양소에 대한 정보를 충분히 활용하여 멈춰 있는 회로를 다각도에서 접근하여 개선하는 것에 있다.

값 14,000원 국판(148*210) 208쪽
ISBN978-89-90116-05-5 2020/2 발행

외로움은 통증이다

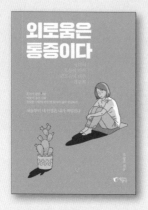

오광조

몇 해 전 영국에서 외로움 담당 장관을 임명할 정도로 외로움은 이제 국가 차원의 문제가 되었다. 이 책은 여러분처럼 외로운 시대를 사는 누군가의 외로움과 고독에 대해 생각하고 정리한 내용이다. 부디 여러분의 고민에 조금이라도 도움이 되기를 바란다.

값 15,700원 신국판(153*225) 245쪽
ISBN978-89-6502-297-8 2021/1 발행

우울증 먹으면서 탈출

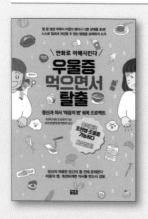

오쿠다이라 도모유키 / 이주관 박현아

매년 약 1만 명 정도가 심신의 문제가 원인이 되어 자살하고 있다. 정신의학에 영양학적 시점을 도입하는 것이 저자의 라이프워크이다. 음식이나 영양에 관한 국가의 정책이나 지침을 이상적인 방향으로 바꾸고 싶다. 저자 혼자만의 힘으로 이룰 수 없다.

값 14,800원 국판(148*210) 216쪽
ISBN978-89-90116-09-3 2019/7 발행

60대와 70대 마음과 몸을 가다듬는 법

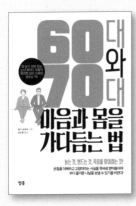

와다 히데키(和田秀樹) / 김소영

옛날과 달리 70대의 대부분은 아직 인지 기능이 정상이며 걷는 데 문제도 없다. 바꿔 말하면 자립한 생활을 보낼 수 있는 마지막 무대라고도 할 수 있다. 따라서 자신을 똑바로 마주보고 가족과의 관계를 포함하여 80세 이후의 무대를 어떤 식으로 설계할 것인지 생각해야 하는 때다.

값 15,000원 국판(148*210) 251쪽
ISBN979-11-91136-03-6 2021/4 발행

한의학 교실

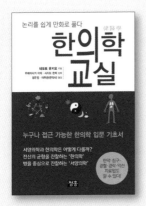

네모토 유키오 / 장은정 이주관

한의학의 기본 개념에는 기와 음양론 오행설이 있다. 기라는 말은 기운 기력 끈기 등과 같이 인간의 마음 상태나 건강 상태를 나타내는 여러 가지 말에 사용되고 있다. 행동에도 기가 관련되어 있다. 무언가를 하려면 일단 하고 싶은 기분이 들어야한다.

값 16,500원 신국판(153*224) 256쪽
ISBN978-89-90116-95-6 2019/9 발행

경락경혈 103, 치료혈을 말하다

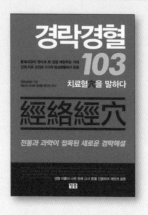

리즈 / 권승원 김지혜 정재영 한가진

경혈을 제대로 컨트롤하면 일반인들의 건강한 생활을 도모할 수 있음을 정리하였다. 이 책은 2010년에 중국에서 베스트셀러 1위에 올랐을 정도로 호평을 받았다. 저자는 반드시 의사의 힘을 빌릴 것이 아니라 본인 스스로 매일 일상생활에서 응용하여 건강하게 살 수 있다.

값 27,000원 신국판(153*225) 400쪽
ISBN978-89-90116-79-6 2018/1 발행

뜸의 권유 :1회의 뜸으로 몸이 좋아진다

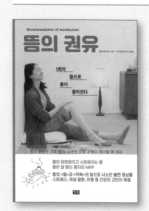

뜸을 보급하는 모임 / 이주관(한의사) 오승민

자연환경과 체질에 안성맞춤인 것이 바로 작은 자극으로도 몸을 은근하게 데우는 뜸이다. 한 군데에 열기를 가하여 효율적으로 온몸에 열을 순환시켜 몸안에서부터 증상을 개선한다. 뜸이 오래도록 사랑을 받아온 이유는 그만큼 효과가 확실하기 때문이다.

값 14,900원 신국판(153*225) 134쪽
ISBN979-11-91136-04-3 2021/5 발행

경매 교과서

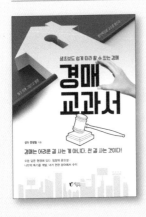

설마 안정일

저자가 기초반 강의할 때 사용하는 피피티 자료랑 제본해서 나눠준 교재를 정리해서 정식 책으로 출간하게 됐다. A4 용지에 제본해서 나눠준 교재를 정식 책으로 출간해 보니 감회가 새롭다. 지난 16년간 경매를 하면서 또는 교육을 하면서 여러분에게 꼭 하고 싶었던…

값 17,000원 사륙배판(188*257) 203쪽
ISBN978-89-6502-300-5 2021/3 발행

부동산 투자術

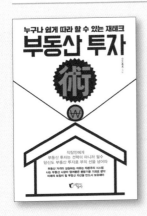

진우

자본주의 시스템이 의해 자산과 물가는 계속 오르고 있지만 상대적으로 소득은 매년 줄어들어 부익부 빈익빈 상태가 전 세계적으로 더욱 심화되고 있기 때문이다. 물론 돈과 물질적 풍요가 우리 삶의 전부가 아니며, 그것만으로 인간의 진정한 행복과 만족감…

값 16,500원 신국판(153*225) 273쪽
ISBN978-89-6502-298-5 2021/2 발행

월급쟁이 초보 주식투자 1일 3분

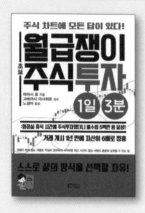

하야시 료 / 고바야시 마사히로 / 노경아

무엇이든 시작하지 않으면 현실을 바꿀 수 없다는 것을 깨닫고 회사 업무를 충실히 수행하면서 주식을 공부해야겠다고 결심했다. 물론 주식에 대한 지식도 경험도 전혀 없어 밑바닥에서부터 시작해야 했지만, 주식 강의를 듣고 성과를 내는 학생들도 많았으므로 좋은 자극을 받았다.

값 12,700원 사륙판(128*188) 176쪽
ISBN978-89-6502-302-9 2021/4 발행

주식투자 1년차 교과서

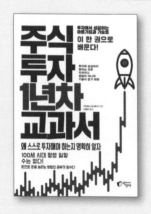

다카하시 요시유키 / 이정미

오랫동안 투자를 해온 사람 중에는 지식이 풍부한 사람들이 있다. 그러나 아쉽게도 지식이 풍부한 것과 투자에 성공하는 것은 서로 다른 이야기다. 투자에서는 '잘 안다'와 '잘 한다' 사이에 높은 벽이 있다. 이 책에서는 '잘할' 수 있도록, 풍부한 사례를 소개하는 등 노력하고 있다.

값 15,800원 국판(148*210) 224쪽
ISBN978-89-6502-303-6 2021/5 발행

주식의 차트 神신 100법칙

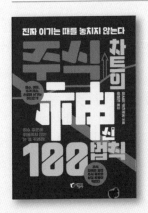

이시이 카츠토시 / 이정은

저자는 말한다. 이 책은 여러 책에 숟가락이나 얹으려고 쓴 책이 아니다. 사케다 신고가를 기본으로 실제 눈앞에 보이는 각 종목의 움직임과 조합을 바탕으로 언제 매매하여 이익을 얻을 것인지를 실시간 동향을 설명하며 매매전법을 통해 생각해 보고자 한다.

값 16,000원 국판(148*210) 236쪽
ISBN978-89-6502-299-2 2021/2 발행

주식의 神신 100법칙

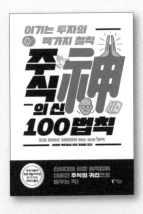

이시이 카츠토시 / 오시연

당신은 주식 투자를 해서 좋은 성과가 나고 있는가? 서점에 가보면 '주식 투자로 1억을 벌었느니 2억을 벌었느니' 하는 책이 넘쳐나는데, 실상은 어떨까? 실력보다는 운이 좋아서 성공했으리라고 생각되는 책도 꽤 많다. 골프 경기에서 홀인원을 하고 주식 투자로 대박을 낸다.

값 15,500원 국판(148*210) 232쪽
ISBN978-89-6502-293-0 2020/9 발행

대입-편입 논술 합격 답안 작성 핵심 요령 150

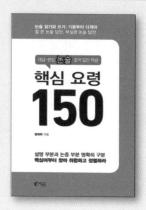

김태희

시험에서 합격하는 비결은 생각 밖으로 단순하다. 못난이들의 경합에서 이기려면, 시험의 본질을 잘 알고서 그것에 맞게 올곧게 공부하는 것이다. 그러려면 평가자인 대학의 말을 귀담아들을 필요가 있다. 대학이 정부의 압력에도 불구하고 논술 시험을 고수하는 이유는….

값 22,000원 신국판(153*225) 360쪽
ISBN978-89-6502-301-2 2021/2 발행

대입-편입 논술에 꼭 나오는 핵심 개념어 110

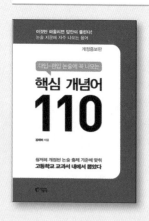

김태희

논술시험을 뚫고 그토록 바라는 대학에 들어가기 위해서는 논술 합격의 첫 번째 관문이자 핵심 해결 과제의 하나인 올바른 '개념화'의 능력이 필요하다. 이를 위해서는 관련한 최소한의 배경지식을 습득해야 하는데, 이는 거창한 그 무엇이 아니다. 논술시험에 임했을 때…

값 27,000원 신국판(153*225) 512쪽
ISBN978-89-6502-296-1 2020/12 발행